主编简介

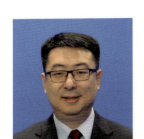

关志宇

男，1980 年生。药剂学博士，教授，硕士研究生导师，江西省首届金牌教师（教学名师），江西省"新时代学生心中的好老师"。承担国家级、省部级自然科学、教学研究项目 27 项，发表科研、教学论文 80 余篇，获批专利 5 项、中药新药临床批件 1 项，主编学术著作 3 部，主编行业规划教材 4 部。

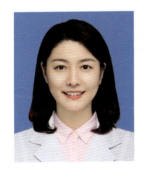

叶 菁

女，1981 年生。中医学博士，副教授，副主任中医师。为国家中医药管理局第四批全国名老中医药专家学术经验继承人，江西省第一批中医药中青年骨干。承担承担国家级、省部级自然科学、教学研究项目 20 余项，发表科研、教学论文 50 余篇，获批专利 3 项，主编学术著作 2 部，副主编、参编行业规划教材 9 部。

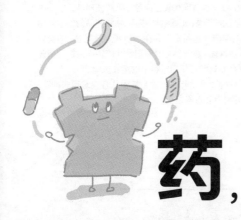

药，为什么这样用？

关志宇　叶　菁　主编

科学出版社

北京

内 容 简 介

　　本书将重点置于药品选用的方法与原理之上，从安全、有效、经济、便捷等维度切入，在治疗药物已然确定的条件下，深入介绍日常用药知识与实用技巧。本书旨在教会读者正确解读药品说明书中的关键信息；练就一双能够鉴别药品真伪、评判其优劣的慧眼；正确选购药品，熟知药品的安全使用规范，了解家庭常备药品的贮存要点，精准辨别有效期内的药品是否存在变质或失效问题；学会判断常见病证适配的中药方剂，掌握儿童、老年人、备孕群体、妊娠期与哺乳期女性等特殊人群的用药注意事项，确保药品发挥最佳疗效，最大程度地降低药品选购与使用过程中的潜在风险。

　　本书既适合对了解医药知识满怀热忱的普通消费者，可助其在日常生活中从容应对用药难题，又可为医药相关专业的低年级学生夯实知识根基，开启专业探索之门。

图书在版编目（CIP）数据

　　药，为什么这样用？ / 关志宇，叶菁主编. -- 北京：科学出版社，2025. 5. -- ISBN 978-7-03-081761-7

　　Ⅰ. R452

　　中国国家版本馆 CIP 数据核字第 2025TT3882 号

责任编辑：周　倩 / 责任校对：谭宏宇
责任印制：黄晓鸣 / 封面设计：殷　靓

科学出版社 出版
北京东黄城根北街 16 号
邮政编码：100717
http://www.sciencep.com
南京文脉图文设计制作有限公司排版
上海颛辉印刷厂有限公司印刷
科学出版社发行　各地新华书店经销

*

2025 年 5 月第　一　版　开本：A5（890×1240）
2025 年 5 月第一次印刷　印张：5 1/8　插页：1
字数：160 000

定价：45.00 元
（如有印装质量问题，我社负责调换）

《药，为什么这样用？》
编委会

主　编

关志宇　叶　菁

美术编辑

田玲慧

编　委

（以姓氏笔画为序）

甘慧琴　叶　菁　田玲慧　史伟民　朱　烨

刘　婧　刘星宇　关志宇　吴烨芃　何清龙

易宝秀　周靖雯　季　颖　郑晓南　徐鹏飞

熊耀坤　颜　洁

序　言

　　在现代医疗保健的海洋里，用药安全、合理宛如明亮的灯塔，指引着人们驶向健康的港湾。捧起这本精心雕琢的书籍，恰似握住了开启科学用药殿堂的"金钥匙"，一场探索用药科学奥秘、捍卫生命健康的精彩旅程就此徐徐展开。

　　药品，作为特殊的健康卫士，其选购、使用与保存皆非小事。从剖析药品名称的多元性，到甄别处方药与非处方药的差异；从领悟适应证与禁忌证的要旨，到从容应对不良反应，再到破除对中成药的片面认知，这些基础知识如同稳固的基石，支撑起正确用药的大厦。

　　于药品的世界里穿梭，真伪辨别、合理选择及妥善贮藏是不可或缺的导航图。具备甄别假药的慧眼，清晰划分药品、保健食品与食品的界限，明了药剂师的专业引领作用，方能在用药的茫茫海洋中找准方向。选购药品与保健食品时，不再懵懂无措，而是依据自身需求精准抉择；深知药品价格与疗效并非简单对等，进口药亦非万能神药；敲响药品有效期的警钟，洞悉变质药品的特征，掌握家庭常备药的保存秘诀，如此种种，皆是守护健康的关键防线。

　　给药途径与剂型好似药物发挥魔力的神奇魔杖，其抉择的精准度直接左右治疗成效。胃肠道或非胃肠道的给药途径，以及片剂、丸剂、胶囊剂等多种剂型，均肩负着独特的使命，并发挥着各自的专长。探索药物剂型的演进历程与独特魅力，熟知药物入血的奇妙机制，犹如在微观世界里绘制用药的精准蓝图，让药物的力量得以淋漓尽致地释放。

　　用药的细微之处亦藏着大学问。药物的服用方式、饭前饭后的服药时机、间隔时间的严谨把控，乃至服药姿势的微妙讲究，都彰显着科学用药的严谨与精妙。食物与药物的相互作用，更是用药领域的隐秘角落。水果、蔬菜、酒、茶、烟等，皆可能与药物奏响意想不到的"变奏曲"，或助力，或干扰。故而，用药忌口绝非空穴来风，而是科学的郑重告诫。温开水送服药物的背后，亦有着促进吸收、呵护肠胃的周全考量。书中还悉心梳理了常用药物的使用误区，以指引读者正确用药。

在中药的古老天地里，同样有着严苛的准则。毒性中药犹如带刺的玫瑰，需谨慎采撷；炮制与配伍则是化解其毒性、激发其药效的神奇魔法。中药的煎煮与服用凝聚着千年智慧的结晶，遵循其道，方能使中药的力量在体内潺潺流淌。针对感冒、化痰类中成药等常见品类，本书提供了简明实用的辨识与选用方法，为读者拨开用药选择的迷雾。特殊人群，如准妈妈、新妈妈、婴幼儿、老年人和肝肾疾病患者，其用药之路更为崎岖，本书贴心地为他们铺设了专属的安全用药小径，以给予无微不至的关怀与指引。吸入剂、滴鼻剂等特殊剂型的使用诀窍也在书中一一呈现，以确保患者能娴熟驾驭，收获最佳疗效。

本书以清晰易懂的笔触、生动鲜活的事例和严密周详的逻辑，将用药的繁枝细节与深邃知识化作大众触手可及的健康指南。无论是作为寻常百姓守护家庭健康的得力助手，还是医护人员传道授业的珍贵素材，本书都仿若一盏温暖的明灯散发着熠熠光辉。

愿每位读者皆能倾心研读，将科学合理用药的理念深植心间，融入日常健康管理的点滴之中。让我们以智慧为羽翼，以科学为星辰，在守护生命健康的广袤苍穹中振翅高飞，拥抱活力满溢的美好人生。

2025 年 5 月 6 日

前　言

您是否曾为了让病痛尽快痊愈，而增大用药剂量？是否曾为了赶一个重要的会议或不容错过的场合，而把点滴的速度调快？是否曾注意到有些药品的外观与购买时已经不同，却仍然继续使用？是否曾毫不犹豫地将几种不同的药品一起服下？是否曾生着病、吃着药，还坚持和朋友聚会开怀畅饮？是否曾在服药后感到困倦或眩晕，却忽视身体发出的警告信号，继续驾车飞驰在高速公路上？……

平安顺遂地度过一生是每个人的愿望，但日常生活中的不合理用药是藏在暗处的隐患，威胁着人们的生命健康。用药时无明确指征、药物选择不正确、剂型选择不恰当、违反禁忌证与慎用证、用药剂量过大或不足、疗程安排过长或过短等，这些不合理的用药现象都极有可能对身体健康造成严重的影响，甚至引发致命的后果。

您一定还记得那个美轮美奂的舞蹈——《千手观音》吧？当我们被惊艳的表演深深震撼时，更多的是对这些听障演员艰辛练习的由衷感叹。可是，您或许并不知道，在这 21 名听障演员当中，有 18 名是因为用药失误而导致的失聪。世界卫生组织报告显示，全球有近 1/3 的患者并非死于疾病本身，而是死于不合理用药。令人担忧的是，很多人并不了解应该怎样合理地使用药品，否则一定不会拿自己的健康和生命开玩笑。所以，作为普通消费者，为了自己和亲友的健康，务必要掌握一些基本的用药知识。

随着医药行业的蓬勃发展，临床上常用药品的种类日益增多，而且还在持续更新与增加，在药品的使用过程中，新的问题也层出不穷。此外，疾病的表现往往复杂多样，一种疾病可能表现出多种症状，而一种症状又可能在几种不同的疾病中出现；不同的个体，身体状况各有差异，病理进程也各不相同，变化错综万千。因此，大家千万不要认为自己通过看看书、听听讲座，就能进行自我诊疗，更不能在网上搜一搜、问一问，就给自己开药方。这种做法非常危险，也是对自己和他人的不负责任。专业的事情还是要交给专业的人士去做，诊断疾病、开具药品时，建议大家一定要前往正规医院，寻求专业医生和药师的帮助。

　　基于上述这些实际情况，本书从安全、有效、经济、方便等角度出发，在治疗药物已经确定的前提下，主要为您讲解一系列实用的用药知识与技巧，教会您如何读懂药品说明书；鉴别药品的真伪和优劣；正确选购和使用药品，避免陷入用药误区；了解哪些药品相对来说更为安全；解决家庭常备药品的贮存问题；在有效期内辨别药品是否已经变质或失效；根据药品的相关信息，判断药物配伍与使用禁忌。通过这些全面而细致的介绍，致力于将药品选购和使用中的风险降至最低。不仅如此，本书还特别关注到了儿童、老年人，以及备孕、妊娠、哺乳期女性等特殊人群的用药问题，充分兼顾了人生各个不同阶段的特殊用药需求。

　　医药科学是一门与人体健康息息相关的学科，具有极高的严谨性。其研究对象本身就是复杂而神秘的生命系统，还有许多奥秘尚未被完全揭示清楚。对于广大普通消费者来说，本书可作为一位贴心的"家庭健康顾问"，耐心细致地为您剖析药品的奥秘，帮助您在日常的用药选择与使用过程中避开陷阱，用心守护您与家人的健康；而就那些对医药科学充满好奇与热忱的青年朋友而言，希望本书能够成为一把开启专业知识大门的"神奇钥匙"，引领他们初步窥探医药领域的深邃天地，激发他们内心深处进一步探索医药科学的无限潜能。衷心地希望每一位翻开此书的读者，都能在其中找到属于自己的收获，让合理用药的理念如春风化雨般深入人心。在生命的漫长旅途中，无论是普通大众应对生活琐事，还是青年才俊追逐知识梦想，都能因为对药品有了深入的认知，而拥有更坚实的健康基石与更广阔的发展视野。

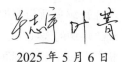

2025 年 5 月 6 日

目 录

01
什么是药品与药品说明书？

第一节　药品有哪些名称？

　　药店货架上的药品琳琅满目，超市型自选药店也日益增多，正确选购药品的第一步就是准确认识药品的名称。市面上流通的药品往往有多个名称，给消费者的选购带来了诸多不便。在药品包装和说明书的【药品名称】项下，一般会列出药品的通用名称、商品名称、英文名称和汉语拼音，在有些医药资料上还会使用药品的别名。对于药品的这些名称，消费者在用药前首先需要了解其概念，以免错误选择或使用药品。

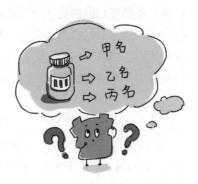

🧰 一、通用名称

　　通用名称是国家药品监督管理局核定的药品法定名称，与国际通用的药品名称、《中华人民共和国药典》（以下简称《中国药典》）及国家药品监督管理部门颁发的药品标准中的名称一致。同时，为了便于医务人员、消费者等的交流，方便消费者准确识别和选用，我国法规还规定，同一种成分或相同配方组成的药品只有一个通用名称，市售药品的说明书或包装上必须要印通用名称。而且在药品的包装上，通用名

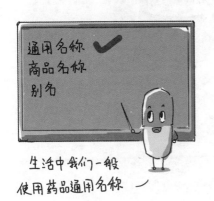

称必须是最清晰醒目的文字,不得用草书、篆书等不易识别的字体。药品的通用名称不与商品名称等同行书写,其他文字的字体和颜色不得比通用名称更突出、显著,且其字体以单字面积计不得大于通用名称所用字体的1/2。

🩺 二、商品名称

商品名称是由制药企业或药品研发公司为药物上市流通和保护知识产权而确定的具体产品的名称,并且经过了工商行政管理机关注册备案。商品名称一般通俗易懂、可读性较强,能够区别于其他企业的产品,在宣传时具有唯一性,可以树立自己产品的形象和品牌,便于人们记忆。当消费者需要特定选择某一企业的某款药品时,记住该药品的商品名称在选购时会方便很多,但是要格外注意的是,不同厂家生产的同种药品(通用名称相同)具有不同的商品名称,在用药前要仔细阅读药品使用说明书,弄清药品的通用名称和商品名称。只要通用名称相同就属同一种药品,不可同时服用,否则会重复用药而造成严重后果。

🩺 三、别名

由于一定的历史原因而造成某种药品曾在一段时间使用过某一名称,后又统一改为现今的通用名称。那个曾使用过一段时间、人们已习惯的名称,即为别名。例如,灭滴灵为甲硝唑的别名,扑热息痛为对乙酰氨基酚的别名等。

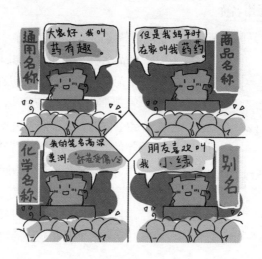

第二节　何为处方药和非处方药？

　　在日常生活中，我们会发现并非所有的药品都可以自行在药店购买。这是因为药品又分为处方药和非处方药，只有非处方药才能根据需要直接购买。

一、处方药

　　处方药是必须凭执业医师或执业助理医师的处方方可调配、购买，且须在医生指导下使用的药品，用 Rx[1]（Receptor x）表示。处方药一般包括以下4类：其活性或不良反应有待进一步观察的新批准上市药品；可产生依赖性的药物；本身毒性较大的药物；用于治疗某些疾病所需的特殊药物。

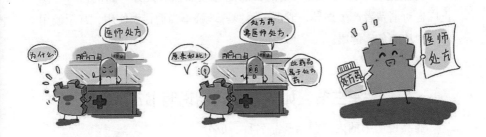

二、非处方药

　　非处方药是相对处方药的一个名称，指消费者不需要凭借处方就可以自行判断购买和使用的药品，相对处方药而言，其毒副作用较小。非处方药又称柜台发售药品（over the counter drug），简称OTC，包装上都会印有OTC标志。根据安全程度，非处方药可进一步分为甲、乙两类，甲类用红色标识，必须在药店执业药师的指导下购买和使用；乙类用绿色标识，除了可以在药店出售外，还可以在经省级药品监督管理部门或其授权的药品监督管理部门批准的超市、宾馆、百货商店等进行销售。因此，乙类非处方药的毒副作用要比甲类更小一些。

1　R是Receptor（患者、接受者）的首字母，x表示处方内容。

🧰 三、两者在广告宣传上的区别

处方药与非处方药在购买方式、包装标识、使用方法、药物特性及药物种类上都各不相同，因此在广告宣传上，两者的规定也有很大区别。处方药只允许在专业性医药报刊上进行广告宣传，而非处方药经审批后可在大众传播媒介上进行广告宣传，但其内容必须经过审查、批准，符合相关法律法规的规定，以正确引导消费者科学合理地进行自我药疗为目的。《中华人民共和国广告法》中明确规定，药品广告中不得含有表示功效、安全性的断言或保证等内容。处方药广告应当显著标明"本广告仅供医学、药学专业人士阅读"，非处方药广告应当显著标明"请按药品说明书或者在药师指导下购买和使用"。

对两类药物做出不同规定的目的是有效加强对处方药品的监管，防止广告对消费者产生误导，或由于消费者理解不当而错误使用，甚至滥用药品，从而危害健康。

第三节　如何看懂药品说明书?

药品说明书的内容包括药品名称、成分、性状、适应证、规格、不良反应、药代动力学等 20 多项内容，它们其实就是药品的"身份证""档案"或者"履历"。哪些内容需要重点关注，哪些词汇需要重点理解，以便正确用药呢?

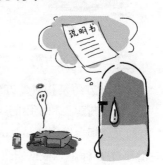

➕ 一、药品"身份信息"确认

展开药品说明书，第一步需要确认的就是药品的"身份信息"，包括药品名称、结构式和批准文号。药品名称在第一节中已作介绍，这里需要指出的是，很多药物由于拥有相同的基本结构，而具有相似的通用名称，如头孢菌素类抗菌药物（头孢唑啉、头孢呋辛、头孢噻肟、头孢曲松、头孢吡肟和头孢洛林等）。类似这种同宗同族的药品则需要谨慎识别，千万不能混淆,不能看名字差不多就相互代替使用,大多数情况下,它们的功效和使用方法都有一定差异。也不能随意使用同类的两种或者几种药物,一定要遵从医嘱,避免毒副作用和耐药性增加。例如,两种缓解感冒症状的药品可能含有相同的成分,或者各成分具有相同的消除途径,在体内可能会相互干扰,延缓药物的消除,从而加重对肝脏、肾脏等器官的损害。

药品名称下方就是药品的结构式,每种药物对应一个结构,是药品的"照片"。

接下来是药品的"身份证号码"——批准文号,它具有唯一性,可以在国家药品监督管理局的网站上查询核实。没有批准文号,或文号与药品名称不符的,即可断定为假药。

确认以上信息主要是为了核对所用药品的种类,避免误服,但是要确保正确用药,还需要仔细阅读适应证、用法、用量、注意事项等内容。

二、药品服用剂量的确定

药物制剂种类繁多,有口服、贴敷、注射、涂抹、吸入等不同的给药方式。如果因看不懂如何用药,而错误地使用药物,如几种药物混合使用、严重超剂量使用、不按时用药等,可能会造成不可挽回的后果。

在明确了用药方法后,就需要确定用药剂量。以口服药物为例,经常遇到的问题是"一次用多少,一天用几次",说明书上写的"mg""mL"让人不易厘清头绪。但即使看不懂,也不能乱吃。严重超剂量使用、不按时用药等错误的用药方式所导致的血的教训屡见不鲜。

要明确用药剂量,首先要了解药品的规格。药品规格会在药品包装上具体写明,如阿奇霉素片说明书上写的是"【规格】0.25 g""每盒 6 片",0.25 g 是指每一片中有效成分的含量,6 片是这盒药中片剂的数量。即每片的剂量为 0.25 g,0.50 g 就是 2 片。当医嘱注明每次服用 0.25 g 或者 250 mg 时,就说明每次应该服用一片阿奇霉素片。这时只要谨记"0.25 g=1 片""0.50 g=2 片",以此进行简单换算就可以了。另外,有的药品并非以整片服用,如酒石酸美托洛尔片,其规格是 25 mg×20 片。医嘱:12.5 mg/ 次;一日两次。其中,12.5 mg 是 25 mg 的一半,即一次服用半片,一日服用两次(早晚各服一次)。不难看出,在用药剂量上首先须看清药品的单位,不管是 mg、g 还是 mL,只要包装和医嘱上写的一致,我们通过换算两者的数量倍数,即可得出服用的片数。

当药品为溶液剂型,要用重量单位计算用量时,请先了解两者之间的关系。例如,布洛芬混悬液的规格是 100 mL:2 g,就是说 100 mL 溶液相当于 2 g 药物,如果需要服用 0.2 g 药物,则服用 10 mL 溶液即可。

另外,药物的用量还根据年龄不同而有所区别。说明书上的用量大多为成人剂量,一般情况下,60 岁以上老年人通常用成人剂量的 3/4,小儿用药剂量比成人少,可根据年龄按成人剂量折算,也可按体重或体表面积计算用药剂量,很多药品的说明书上会写明具体患者人群的用药剂量。

药物服用剂量因人而异,说明书标注的是常规剂量和用法,适用于一般病情。但由于每个人的体质、病情及对药物的敏感程度不同,用药剂量也会有所差异,当无法确定用量时,应及时就医,并遵从医嘱。

📋 三、药品的适应证

药品的适应证与禁忌证对于药品的有效性和安全性来说至关重要,不遵照说明书规定或不按医嘱用药,很可能会导致严重的不良后果,甚至危及生命。

中成药和化学药品分别采用"功能主治"与"适应证"来描述其各自治疗的病证。这项内容就是告诉我们,手中的药品可以做什么,在治疗哪种疾病或者改善、缓解哪些症状方面具有特长,一定要认真阅读这项内容,只有对症下药,才能达到治病的目的。而说明书后半部分的"药理毒理",则是解释药品为什么能产生这些作用,讲的是机制,非专业人员的确很难理解。

患者服药一定要在适应证范围内,严格按照说明书中的适应证服用,避免错服、误服,造成不良后果。目前,随着医学研究的发展,临床中超说明书用药越来越多,但是普通消费者绝对不可以擅自超说明书用药,用药就应该在医生或药师的指导下进行。

此外,即便是在医疗资源相对不足的情况下,自我药疗也应该以明确的诊断结果为前提。不能仅根据疾病表现出的某种症状而轻易服药,这是因为不同疾病可能具有某种相同的症状。比如说,发热症状不能随便吃具有解热作用的药品；胃痛不一定是因为胃酸分泌过多而导致；腹泻也分细菌感染和病毒感染。

四、药品的禁忌证

　　为保证用药的有效与安全，除选用合适的药品以外，还需注意用药禁忌。根据患者的身体状况，以及药物之间的相互影响，药品在使用时，有时会产生疗效的增加，有时则会产生疗效的降低或毒副作用的增加，发生这样的风险会对身体健康造成严重伤害。用药禁忌主要包括：一是所使用的药物之间存在的禁忌，如红霉素、氟喹诺酮类抗生素与华法林同时应用可增加后者的出血风险；酮康唑、伊曲康唑可能降低口服避孕药的有效性，增加意外怀孕的风险；利尿药与血管紧张素转换酶抑制剂合用可能导致高钾血症，对肾功能不全患者尤其危险；抗病毒药利托那韦、利巴韦林可能增强环孢素和他克莫司的作用，增加感染风险。二是所用药物由于患者生理、病理状态，或患者生活习惯及行为而存在的禁忌，如肝肾功能不全、吸烟、饮酒、熬夜、饮用西柚汁等。

　　禁忌包括慎用、忌用和禁用，一字之差其含义却相差甚远。"慎用"是提醒患者服用该药时要小心谨慎，在服用之后必须细心观察有无不良反应出现。如有，则必须立即停止服用；如果没有，则可以密切观察、继续服用，并不是说不能使用。通常需要慎用的大多是指婴幼儿、老年人、孕妇，以及心脏、肝脏、肾脏功能不全的患者。因为这些人的体内药物代谢功能（包括降解、排泄）较差，机体对某些药物可能出现不良反应，故不能轻易使用。遇到需要慎用的药品时，应当咨询医生后再使用。例如，高血压患者慎用感冒药，这是由于很多感冒药中都含有伪麻黄碱，这种药收缩血管会引起血压的升高，所以高血压患者在使用感冒药时应监测血压。

　　"忌用"是指不适宜使用或应避免使用该药。必须提醒某些患者，服用此类药物可能会出现明显的不良反应和不良后果。如果病情急需，有的忌用药品可以在医生的指导下，选择药理作用类似、不良反应较小的药品代替。如果非使用该药不可，则应联合使用其他对抗其副作用的药品，以减少不良反应，尽可能做到安全用药。在家庭用药时，凡遇到忌用药品，最好避免使用。

"禁用"是对用药最严厉的警告,某些患者会发生严重的不良反应或中毒,绝对不能使用。例如,青光眼患者应禁用阿托品;不满 19 岁者应禁用喹诺酮类药物;青霉素过敏患者应禁用青霉素,否则将引起严重的过敏反应,甚至死亡;哺乳期妇女禁用红霉素,因为此药在乳汁中的浓度较高,会对婴儿的肝脏造成损害。

药品说明书是指导用药的法定文件,所承载的主要是药品生产者对医生和患者的告知内容,是指导安全、合理使用药品的工具,用药之前一定要仔细认真阅读。在药品包装盒和药品说明书上会标示有大量指导患者正确、安全应用药品的信息,这些药品名称、成分、规格、用法、用量、适应证、禁忌证、厂家、批号、有效期等,都是在应用或储存该药品时不可不知的内容。

虽然有些药品的说明书可以在网上或者各种 APP 上找到,但是同种药品的生产厂家有很多,说明书印制存在一定差异,而且药品的研究和发展也十分迅速,新的适应证、不良反应和用药禁忌等不断被发现,难以保证在其他途径查到的说明书是更新过的。同时,包装也是保护药品的一道屏障,所以,为了您和家人的健康,在药品使用完之前,切记不可扔掉药品包装盒和药品说明书。

第四节　如何应对不良反应?

 一、不良反应记述详尽的药品更值得信任

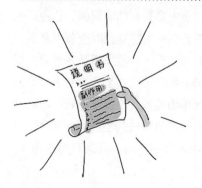

根据《药品不良反应报告和监测管理办法》规定,药品不良反应是指合格药品在正常用法用量下出现的与用药目的无关或意外的有害反应。有些药品在使用以后,可能会使患者出现头疼、皮疹、眩晕、心悸等症状,严重时还可能会影响肝脏、肾脏功能,更有甚者会危及生命,这是由于药物本身就具有一定

的毒副作用。但药品的不良反应并非一定作用于每个人的身体，它与患者的身体状况、年龄、遗传因素、生活习惯等多种因素都是息息相关的。部分药物的不良反应是轻微的、暂时的，不会影响治疗和用药安全，停止用药则症状就会消失，只需用药后密切观察即可，发生严重不良反应的概率极低。

根据不良反应的发生频率，通常用以下名词来对其进行描述和划分："很常见"指的是出现不良反应的概率大于 10%；"常见"指的是出现概率在 1%～10%；"少见"指的是出现概率在 0.1%～1%。药品的不良反应是在长期医疗实践中总结和积累出来的，是用药经验的一部分，而说明书作为法定文件，应提供完整的药品不良反应信息，尽到告知义务。

二、不良反应的应对措施

随着人们对健康和生活质量等问题的日益关注，药品不良反应的危害已经逐步引起全社会的重视。我国已经建立且在不断健全药品不良反应监测报告制度，对药品不良反应进行监测和追踪，将更多的信息提供给临床，以尽量避免和减少药品不良反应给人们造成的各种危害。针对已知的不良反应，患者在使用药品时，应根据不同情况做好相应的准备。

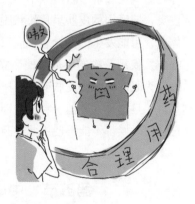

（1）对于具有可耐受不良反应的药品，患者应做好心理准备。例如，硝酸酯类药物会使血管扩张，易引起头痛、面部潮红等症状；血管紧张素转换酶抑制剂类降血压药物会导致干咳症状；因钙通道阻滞剂类降血压药物会扩张远端血管，许多患者会出现下肢轻度水肿的情况。一般常见的症状还有神经系统的头晕、嗜睡，消化系统的口干、恶心、轻微呕吐、腹部不适，循环系统的心悸、心率减缓等。这些不良反应比较轻微，如果患者能够建立耐受，则在用药一段时间后，机体会适应，症状会自然减轻，或配以能减轻不良反应的药物可继续用药。如果无法建立耐受，则需要立即停止用药，一般停药后不作任何处理，不良反应会自行消失。

（2）对一些不良反应较多、注意事项较复杂的药品，患者应该了解选用此药的理由和详细的使用方法。如抗心律失常药物胺碘酮，其不良反应涉及各大系统，除了心血管系统外，应特别注意甲状腺功能和肺部疾病。临床上对使用此药品的方法进行了不断优化，如果严格按照医生的治疗方案服用，可以将不良反应的发生率降到最低。

（3）患者应当了解必要的药品不良反应知识。药物进入体内的主要代谢途径是肝脏和肾脏，因此，肝肾受到威胁的可能性最大。但人体的肝肾具有自我调节能力，特别是肝细胞的再生能力很强，短期内使用对肝肾有一定影响的药物所造成的损害一般是可逆的。如果检查发现确实存在肝肾功能不佳时，应请医生进行诊治。

较常见的过敏反应，多表现为各型皮疹、荨麻疹和皮肤瘙痒，轻症停药后即见缓解，若持续不消失，可适当服用抗过敏药。如果出现剥脱性皮炎，即病损的皮肤呈片块状脱落，应立即就医。如果患者是先天的特殊体质，可能发生的特异质反应只有等到反应出现之后才能被发现，如呋喃唑酮，仅用一次的小剂量便会立即使具有特异质的患者发生溶血性贫血，表现为眼部巩膜和皮肤变黄、尿液呈现酱油色、红细胞和血红蛋白受到破坏。一旦出现这种情况，应立即停药，尽快请医生给予处理，并且终生牢记任何时候都不能再使用此类药物。

第五节　中成药也有不良反应?

"纯中药配方，无毒无副作用"的宣传语早已深入人心，然而中成药无任何不良反应的说法从始至终都是一个伪命题，中医药也从未说过自己无任何毒副作用。汉代的《神农本草经》中，就将365种药材分为上品、中品和下品，其中除上品以外，中品和下品都是有一定毒性的，而且自古以来中药就有用量要求，使用剂量过大也会引起有害反应。随着现代研究的不断深入，很多曾经认为是非常安全的药材也被发现具有一定的毒性。中药之所以被认为相对安全，主要是因为中药在使用中的科学配伍和合理应用。

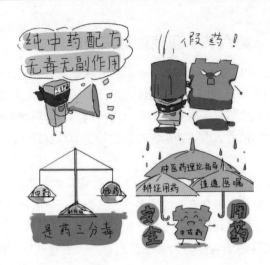

中成药的生产源自中药材，是由中药饮片制备加工而成，但中药饮片中的成分复杂，会给不良反应的判断增加难度，因而不良反应尚不明确的药物并不代表其没有不良反应。至于如何判断药物是否具有不良反应，可以使用以下三种方法。

（1）结合说明书中的成分，比对注意事项，减少药物不良反应的发生。例如，补肾益脑丸，虽然其不良反应是"尚不明确"，但注意事项中明确说明"本品含朱砂，不宜久服"，因此要注意服用周期。

（2）当两种中成药合用时，应避免药物的相互作用。例如，舒肝止痛丸中的制半夏和附子理中丸中的制附子是反药，两药合用会增加药物的毒性。

（3）增补益气的中成药也不宜久服。例如，六味地黄丸长期服用会对胃肠造成伤害，容易引起胸膈痞闷、脘腹胀满、食欲下降、大便溏泄等。

在服用中成药时，必须听从中医师或中药师的建议，只有在中医药理论的指导下辨证用药，方能合理、安全地使用中成药，切勿随意听信虚假宣传。

第六节　阅读注意事项能救命？

　　药品说明书中，【注意事项】项下的内容必须给予充分重视。注意事项讲的主要是在用药期间可能会遇到的问题、如何避免这些问题的发生，以及如果发生问题可以采取哪些解救措施等内容，如药物的配伍关系、饮食上的忌口、用药方式或用药后需注意的行为等。所以，注意事项对用药安全起到了非常重要的提示作用。

　　首先，要注意药物之间是否存在相互影响。如使用头孢类抗生素后，不能使用藿香正气水等含有乙醇的药品；抗凝血药华法林可能与其他药物产生相互作用，而引起出血风险的增加。

　　其次，要注意患者是否为特殊体质，是否患有基础性疾病或者处于特殊生理状态。例如，对红霉素过敏的患者，其他大环内酯类药物也不能服用；又如，医保甲类药物头孢氨苄，肾功能不全者使用时，要注意减小剂量，且该药物可以透过胎盘屏障，因此，妊娠和哺乳期妇女应谨慎使用。

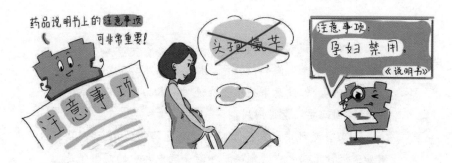

　　再次，要注意用药方法。如大环内酯类药物罗红霉素、克拉霉素和阿奇霉素，三者的适应证有所区别，使用方法上也存在差异。罗红霉素，肝功能不全的患者慎用，轻度肾功能不全的患者可正常使用，而严重肾功能不全者则需延长 1 倍的给药间隔时间；饭后服用会减少药物吸收，而用牛奶配服则会增加吸收。克拉霉素，中度、严重肝肾功能不全者慎用；可空腹口服，也可以与食物或者牛奶同服，吸收不受影响。阿奇霉素，肝功能不全者慎用，严重肝功能不全者不应使用；口服应该在饭前 1 小时或饭后 2 小时。

最后，要注意有些药物在使用后，会对人体的某些机能产生影响，或使人处于某种特殊的生理状态。如大多数安眠药、镇静药，都会使患者产生嗜睡、注意力不集中、对光声反应迟钝等症状。还有含马来酸氯苯那敏（扑尔敏）等抗组胺药物的抗过敏药或感冒药，服用后会使患者感觉困倦，如果在服药期间驾驶飞机、汽车、船只，从事高空作业、机械作业，或操作精密仪器等，则会大大增加作业风险。

随着社会的发展和交通需求的增加，驾驶技能已经成为现代人必备的技能之一，而大部分人都知道酒驾，却不了解药驾的危害。"药驾"是指驾驶员在服用了某些可能影响驾驶安全的药品后，依然驾车出行的行为。《中华人民共和国道路交通安全法》（2021 年修订）规定，服用国家管制的精神药品或麻醉药品，或者患有妨碍安全驾驶机动车的疾病，或者过度疲劳影响安全驾驶的，不得驾驶机动车。此外，还有些药物在服用之后可能导致嗜睡、困倦、注意力分散、头晕、耳鸣、视物不清、反应迟钝等不良反应，容易酿成祸患，如某些抗感冒药物、镇定安眠类药物等。

某些药品在使用后，会影响体内的一些生理指标，造成诊断的假阳性。如肾上腺素会使血糖升高，而长期服用维生素 C 制剂可能导致尿糖偏低。此外，进行某些医疗检测会影响药品的安全性，如使用二甲双胍、苯乙双胍等药物的糖尿病患者，在进行增强 CT 检查前，至少要提前 3 天停止用药，并一直持续到肾功能检查评估结果正常后才能继续使用。在华法林的注意事项中，就明确注明了用药期间应避免不必要的手术操作，择期手术者应停药 7 天后进行。

还有很多中药会注明忌生冷油腻，很多抗过敏药会注明酒后慎用等，这些都会直接影响药物的疗效和不良反应。因此，为了避免出现一些用药问题，应该对药品说明书上的特殊事项多加关注。

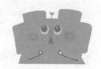

|02|
如何正确选购药品?

第一节　如何识别假药骗局?

在这纷繁复杂的医药市场里,如何鉴别药品的真伪? 药品开启包装一段时间后,是否依旧符合标准? 继续使用还安全吗?

一、假药

根据《中华人民共和国药品管理法》,有下列情形之一的,为假药:

> (1)药品所含成分与国家药品标准规定的成分不符。
> (2)以非药品冒充药品或者以他种药品冒充此种药品。
> (3)变质的药品。
> (4)药品所标明的适应证或者功能主治超出规定范围。

有下列情形之一的,为劣药:

> (1)药品成分的含量不符合国家药品标准。
> (2)被污染的药品。
> (3)未标明或者更改有效期的药品。
> (4)未注明或者更改产品批号的药品。
> (5)超过有效期的药品。
> (6)擅自添加防腐剂、辅料的药品。
> (7)其他不符合药品标准的药品。

禁止未取得药品批准证明文件就生产、进口药品;禁止使用未按照规定审评、审批的原料药、包装材料和容器生产药品。

二、如何判断药品的真伪？

在不使用精密分析设备的情况下，我们可以从文字信息和产品外观这两个方面来判断药品的真伪。具体分为八项内容：批准文号、厂家与包装、商品名称和通用名称、说明书所列项目及表述、药品成分、有效期的格式、贮藏条件及药品外观。

首先，要核对药品的批准文号。药品的批准文号就是药品的"身份证号码"。药品生产企业要获得药品的批准文号，需经过科学、严谨的试验、验证和申报程序，经国家药品监督管理局批准后，颁发药品专属的批准文号。如同每个人的身份证号码，药品批准文号也具有唯一性，其标准格式为：国药准（试）字 +1 个字母 +8 位数字。字母代表药的种类，如最常见的 H 代表化学药，Z 代表中成药。查询批准文号最可靠的方法是登录国家药品监督管理局网站，在基础数据库中输入所购买药品的批准文号，核对生产厂家、规格包装等信息，如果与查询的药品不一致，即可判断此药为假药。

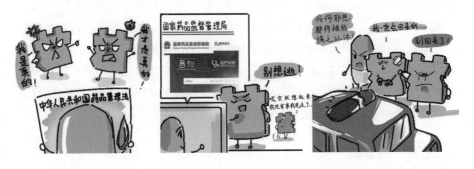

其次，核对外包装与说明书等其他信息。正规药品的外包装和说明书都注明了生产企业的名称、电话号码及企业网站等相关内容，而且外包装上的字体和图案清晰、印刷精致、色彩均匀；说明书上的字迹清楚、内容准确、适应证限定严格、所列项目齐全、无错别字，规格、有效期和贮存条件等表述符合国家规定，说明书与外包装的文字描述一致。另外，很多企业还添加了镭射防伪标签，不仅起到了防伪作用，还能防范随意开启包装的行为。所以，只要经过仔细核对，初步鉴定药品的真伪其实并不难。

最后，通过药品的外观来判断药品的真伪。如常见的片剂，其正常的药品颜色较为纯净、均匀，如果发现白色药片变黄、表面粗糙、松散、有结晶析出，或药片上有斑点、霉点、虫蛀或臭味等，表明该药片已经变质失效或是假药；糖浆剂如果出现很多沉淀物或者霉变，则可判断为假药。由于药品剂型的种类很多，有片剂、胶囊剂、颗粒剂、糖浆剂、软膏剂等，每种剂型都有自身的特点和质量评价体系，如果你掌握了上述方法，假冒伪劣药品就很难逃过你的火眼金睛了。

第二节　如何区分食品、保健食品和药品?

曾有新闻报道：癌症患者轻信他人，吃 6 万元保健食品耽误治疗时机；迷信保健食品延误就医，老年人病情恶化去世；女子将保健食品当饭吃引发子宫肌瘤……这样的案例不胜枚举。

"保健食品不能代替药品"——为什么大家都知道，但悲剧依然屡屡发生呢? 一方面，消费者面对市场上琳琅满目的保健食品无所适从，难辨真假；另一方面，有些保健食品销售员为了促销而夸大宣传，声称自己的产品包治百病，而消费者禁不住销售人员的不断推销，不仅花了不少冤枉钱，还延误了就医与治疗时机。国家对保健产品的销售已经加大了监管力度，禁止其过度宣传，而作为消费者，我们也应该能够正确区分食品、保健食品和药品。那么如何区分和选购合适的产品呢?

一、食品

食品指各种供人食用或饮用的成品和原料，以及按照传统既是食品又是药品的物品，但是不包括以治疗为目的的物品。"既是食品又是药品的物品"指的是黑芝麻、八角茴香、肉桂、枸杞子，这些既可作为食品食用，又可作为中药材入药的物品，也称为药食同源食品；"以治疗为目的的物品"指的是治病用的药品、药材、试剂等，如做钡餐时使用的硫酸钡。有一类食品被称为新资源食品，是指在我国新研制、新发现、新引进的，历史上无食用习惯或者仅在个别地区有食用习惯的，符合食品基本要求的物品，常见的有一些新的植物、微生物发酵品等，如螺旋藻等。

二、保健食品

保健食品，又叫作保健品，指声称具有特定保健功能或者以补充维生素、矿物质为目的的食品。即适合特定人群食用，具有调节机体功能，不以治疗疾病为目的，并且对人体不产生任何急性、亚急性或慢性危害的食品。

三、药品

《中华人民共和国药品管理法》所称的药品是指用于预防、治疗、诊断人的疾病，有目的地调节人的生理机能并规定有适应证或功能主治、用法和用量的物质，包括中药、化学药和生物制品等。

四、食品、保健食品和药品的区别

（1）同种物质由于使用目的的不同，所扮演的角色也就不同，那么保健食品和其他食品具体有什么区别呢？

1）保健食品是食品的一个特殊种类，介于其他食品和药品之间，更强调具有特定的保健功能，而其他食品强调的是提供营养成分。

2）保健食品具有规定的服用量，而其他食品一般对服用量没有要求。

3）保健食品根据其保健功能的不同，有特定的适宜人群和不适宜人群，而其他食品一般不进行区分。

如药食同源的肉桂、枸杞子等物品，在日常饮食中，人们可以将其加入菜肴或饮品以享受它们的美味，男女老少都能吃，这便是食品。但是针对某类人群，为了起到某种保健作用，设定相应的使用剂量而制成的产品，就是保健食品。

（2）保健食品和药品之间存在本质上的区别，无论保健食品被声称具有何种功能，它终归是食品，不能作为药品来治疗疾病。

1）使用目的不同。保健食品以降低疾病发生的风险为目的，用于调节机体功能，提高人体抵御疾病的能力，改善亚健康状态。药品则是指用于预防、治疗、诊断人的疾病，有目的地调节人的生理机能并规定有适应证或功能主治、用法和用量的物质。

2）安全程度不同。保健食品强调以安全性为基础，如果按照规定剂量服用，不会给人体带来任何危害。药品则通常会有毒副作用，但突出的是其显著的治疗效果。

3）使用方法不同。保健食品只能口服，但药品的使用方法很多，可以口服、注射、涂抹等。

4）使用的原料种类不同。有毒、有害物质不得作为保健食品的原料。

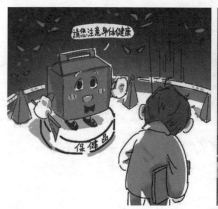
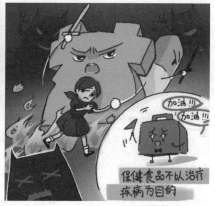

五、如何辨别药品与保健食品？

面对货架上琳琅满目的商品，以及销售人员口若悬河的推荐，普通消费者该怎样辨别药品与保健食品？

（1）看批准文号。2016 年 7 月 1 日起，对保健食品开始实行注册与备案分类的管理制度。对所用原料已经列入保健食品原料目录的保健食品，以及首次进口的属于补充维生素、矿物质等营养物质的保健食品，由于其安全性已经得到认可，采用备案制；对用上述目录外的原料制成的保健食品，以及首次进口的除补充维生素、矿物质等营养物质以外的保健食品，需要进行安全性和保健功能的相关实验研究，经过充分验证之后进行注册。

它们的批准文号分别是：国产注册号格式为国食健注 G ＋ 4 位年代号 ＋ 4 位顺序号；进口注册号格式为国食健注 J ＋ 4 位年代号 ＋ 4 位顺序号。国产备案号格式为食健备 G ＋ 4 位年代号 ＋ 2 位省级行政区域代码 ＋ 6 位顺序编号；进口备案号格式为食健备 J ＋ 4 位年代号 ＋ 00 ＋ 6 位顺序编号。

另外，保健食品还有卫食健字和国食健字开头的批准文号，是在不同时期分别由卫生部和国家药品监督管理部门批准的，审批时的管理部门和所执行的规定与现在不同，目前这些在有效期内的批准文号也是合法的。

（2）保健食品的名称不得含有与表述产品保健功能相关的文字，更不能使用虚假、夸大的词语。如红景天具有抗疲劳的功效，制备成保健食品就不能叫"抗疲劳片"，因为"抗疲劳"一词代表了功效。如果叫"红景天片"则符合规定，说明产品的主要成分是红景天，并未涉及保健功能。

（3）保健食品的广告不得含有涉及疾病预防、治疗功能的内容。

（4）保健食品的批准文号一般印刷在产品标签上，在保健食品特有标识"蓝帽子"的下方。换句话说，标签上没有"蓝帽子"的就不是保健食品。药品的标志比较复杂，OTC 标志代表非处方药，"外"表示外用，一般是喷洒或涂抹使用。此外，还有"医疗毒性药品""麻醉药品""精神药品"和"放射性药品"标志等。

六、关于保健食品的注意事项

保健食品不可滥服，尤其是不正规的保健食品其危害很大，不仅可能延误病情，使用不当或服用过量还可能造成机体营养元素的失衡。

很多保健食品存在非法添加的问题。在一些号称"天然保健食品"的成分当中，实际上非法添加了化学药品，使用后可能会造成病情恶化或诱发新的病情，严重的甚至会导致死亡。依据国家食品药品监督管理局发布的《保健食品中可能非法添加的物质名单（第一批）的通知》，声称具有减肥功能、辅助降血糖（调节血糖）、缓解体力疲劳（抗疲劳）、增强免疫力（调节免疫）、改善睡眠、辅助降血压（调节血脂）等功能的产品，是非法添加的"重灾区"，所添加的成分涉及西布曲明、红地那非、他达拉非、盐酸可乐定等物质。例如，西布曲明属于抑制中枢神经的药物，可使人食欲下降，长期服用会达到减肥效果，但可能增加严重心血管疾病的风险。欧洲药品监管部门曾进行过一次大规模的临床试验，结果发现服用西布曲明使体重减轻的受试者比使用安慰剂的人仅高出 2.5%，但其患心脑血管疾病的风险却升高了 16%。目前，我国已停止西布曲明制剂和原料药的生产、销售与使用，撤销其批准证明文件，已上市销售的药品由生产企业负责召回销毁。这些非法添加的行为实际上都涉嫌制假贩假，与制贩假药一样要受到相应的法律制裁。

依据《中华人民共和国药品管理法》，生产、销售假药的，没收违法生产、销售的药品和违法所得，并处违法生产、销售药品货值金额十五倍以上三十倍以下的罚款；货值金额不足十万元的，按十万元计算；情节严重的，吊销药品生产许可证、药品经营许可证或者医疗机构制剂许可证，十年内不受理其相应申请；有药品批准证明文件的予以撤销，并责令停产、停业整顿。

生产、销售劣药的，没收违法生产、销售的药品和违法所得，并处违法生产、销售的药品货值金额十倍以上二十倍以下的罚款；违法批发的药品货值金额不足十万元的，按十万元计算，违法零售的药品货值金额不足一万元的，按一万元计算；情节严重的，责令停产停业整顿直至吊销药品批准证明文件、药品生产许可证、药品经营许可证或者医疗机构制剂许可证。

生产、销售的中药饮片不符合药品标准，尚不影响安全性、有效性的，责令限期改正，给予警告；可以处十万元以上五十万元以下的罚款。

生产、销售假药，或者生产、销售劣药且情节严重的，对法定代表人、主要负责人、直接负责的主管人员和其他责任人员，没收违法行为发生期间自本单位所获收入，并处所获收入百分之三十以上三倍以下的罚款，终身禁止从事药品生产经营活动，并可以由公安机关处五日以上十五日以下的拘留。

如果生产、销售假药、劣药造成人身伤害后果，或者所生产、销售的是以孕产妇、儿童为主要使用对象的假药、劣药，或者生产、销售假药、劣药经处理后再犯的，在《中华人民共和国药品管理法》处罚幅度内从重处罚。

第三节　药店里卖药的就是药剂师吗？

一、药店工作人员的组成

药店工作人员一般包括药师、销售人员和财务人员。但是进入药店后，所有工作人员都穿着统一的工作服，也可能是一人身兼多职，若不仔细辨别，很难分清谁负责哪项工作。

二、药店人员的岗位区别

老百姓熟知的药师有两种，一种是医院药剂科里的药师，指的是职称，分为初级药师、主管药师、副主任药师和主任药师；另一种是药监系统的执业药师，属于从业资格，是指经全国统一考试合格，取得《中华人民共和国执业药师职业资格证书》，并经注册，在药品生产、经营、使用和其他需要提供药学服务的单位中执业的药学技术人员。依据《药品经营质量管理规范》，每个药店都必须配备至少一名执业药师。执业药师除了指导用药，还有哪些工作职责呢？

1. 负责处方的审核与监督调配　　如果发现处方中有配伍禁忌或超剂量用药，应拒绝调配销售，或与医生联系，或要求消费者请医生修改处方后才能调配销售，以保证每位患者的用药安全。

2. 为患者提供用药指导　　为了保障用药安全，执业药师应完整保存患者的用药记录，详细说明用药知识及注意事项。

3. 其他拓展服务 　　在条件允许的情况下，执业药师还应随时提供各种免费的健康检测，如检测体温、血压等；耐心倾听，向消费者提供迅速亲切的服务；细心调剂，提供最佳品质与疗效的产品；根据顾客的需要，提供专业的建议与咨询，并为消费者提供经济合理的药品及有效用药的方法。

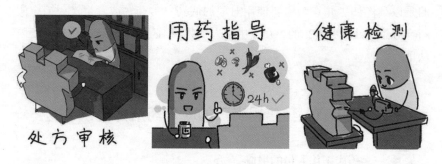

🧰 三、选购药品时常见的问题与现象

1. 药师不在岗 　　由于岗位多、人数少，很多药店采取招聘兼职药师的办法来应对国家的相关规定，所以常出现药师不在岗的情况。一方面，按照规定，药师不在岗时药店不能售卖处方药给患者；另一方面，我们需要咨询、选购药品时得不到药师的帮助。如果遇到这种情况，最好的解决办法就是换一家药店。

2. 用药安全 　　为了指导安全用药，若消费者不提供医师的处方，就不能购买处方药。

3. 药店的统一服装 　　进入药店后，工作人员都穿着白大褂，难以分辨药师怎么办？药店通常会在相应位置悬挂工作人员的基本信息，要求店内执业药师佩戴胸牌，消费者也可以直接询问谁是药师。

4. 遭遇"假"药师 　　这里的"假"一方面是不具有药师资格，另一方面是不具备合格药师的职业道德。有调查显示，86.7%的被调查者曾有过自我药疗的经历，93.6%的被调查者购药前会咨询药店里的工作人员，41.6%的被调查者会购买导购推荐的药品作为替代。一些"假"药师利用人们对其职业的信任，将疗效确切、安全性高、价格便宜的国家基本药物藏在容易被忽略的角落里，转而向消费者推荐高价药。例如国家基本药物中标企业生产的阿奇霉素分散片，0.25 g×6 片／盒的价格大约是 5～7 元，但是有些企业生产同类产品，价格却翻了一番多，这是药品同种产品的价格差异。如果是像维生素这样能做成保健食品的成分，那这两者之间的价格差异更大，普通的某维生素片，一瓶 100 片，2 元，相同规格的保健食品咀嚼片，一瓶 100 片，20 元，而保健食品同规格泡腾片，一瓶 20 片，30 元。

在不清楚症状原因的情况下，首先应到医院就诊，不要盲目地自主药疗。购买药品时，要仔细地看、耐心地找，不要随便听信非专业人员的推荐。例如，降血压药，不同药品其降血压的机制不同，毒副作用也不同，对患者的适用性就会有所区别。

第四节　如何选购药品和保健食品？

一、如何选购药品？

面对货架上各种各样的药品，消费者会发现许多药物都可以治疗同一种疾病，而且同一种药物可能有多种剂型，因而无所适从。那么，选购药品时应该注意哪些问题？

1. 以准确的诊断结果为依据　　正确选择药物必须始于明确的诊断，医生根据患者的具体生理和病理状况来确定治疗方案。例如，腹痛是多种疾病的常见症状之一，如果盲目使用止痛药，会掩盖一些急腹症的体征，从而可能延误诊断，甚至引发严重后果。高血压也是我国较为常见的疾病之一，其发病受年龄、地域、精神紧张状态、饮食习惯及吸烟酗酒等多种因素所影响，与治疗其他疾病一样，不同个体应该选用不同种类的降血压药物。例如，对于年轻患者和心率较快、交感神经兴奋的患者，可以考虑使用 β 受体拮抗药物、血管紧张素转换酶抑制药或血管紧张素受体 II 拮抗剂等；如果患者是中老年人，伴随有冠心病、糖尿病或轻度肾功能损害的，可以在前述的药物选择之外，考虑使用钙通道阻滞药；对于中、重度高血压患者，通常需要采用两种或两种以上的药物进行联合治疗；具体的药物选择应根据患者的具体情况来制定。

2. 选择相对安全的药品　　消费者应尽可能全面地了解药物的性质、特点、适应证和潜在的不良反应等信息，以确保选择疗效较好且毒性较低的药品。合适的药物剂型能够最大程度地发挥药物的治疗效果，同时也能降低药品成本，提高患者的依从性。

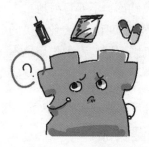

合适的剂型

3. 选择合适的剂型　　常见的剂型包括片剂、胶囊剂、颗粒剂、各种丸剂、口服液、气雾剂、软膏剂、含漱剂、膜剂、栓剂、搽剂、酊剂等。同一种药物可以制成不同的剂型，这些剂型在使用上各有区别。例如，阿奇霉素制成注射剂能够迅速进入血液循环，但需要专用设备和医护人员操作，因此一般只在医院销售；阿奇霉素分散片具备速效特性和高生物利用度，缺点是价格较高；相较之下，阿奇霉素颗粒是一种可冲服的剂型，吸收速度快、生物利用度高，而且属国家基本药物，更适合日常使用。药物的不同剂型适用于不同年龄段和不同生理病理状态的患者，剂型会影响药物在体内的吸收、分布和清除，对药物疗效的发挥具有重要影响。

4. 注意药物之间的相互作用　　药物相互作用是指两种或两种以上的药物同时应用时所发生的药效变化，即产生协同（增效）、相加（增加）、拮抗（减效）作用。现代治疗中，很少使用单一药物，而是经常联合多种药物同时使用，药物相互作用难免发生。举例来说，近年来，特非那定、阿司咪唑等一些抗过敏药物与咪唑类抗真菌药物（氟康唑、酮康唑、伊曲康唑等）及大环内酯类抗生素（红霉素、阿奇霉素等）合用时，可能引发严重的心脏毒性反应，甚至导致个别患者死亡。药品生产厂家在说明书中注明了药物之间的相互作

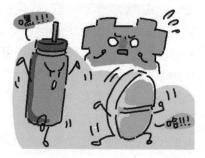

注意！药物之间相互作用

用，中药使用中强调的忌口也是指药物与食物之间的相互作用。因此，在使用药物时，消费者必须仔细阅读药品说明书。

5. 注意辨别药品的真伪且兼顾价格 一方面，要特别留意产品的标签和批准文号，以确认产品的真伪；另一方面，某些相似产品可能含有相同的维生素或矿物质，但保健食品的有效成分通常较药品低，价格却往往高出数倍。在药店购物时，建议消费者仔细阅读产品标签，注意药品的批准文号。

二、就医习惯

1. 提供真实的医疗历史信息 包括既往病史、当前药物使用情况、药物过敏情况，以及生活习惯，如吸烟、饮茶、酗酒等。这有助于确保诊断的准确和药物使用的安全有效。

2. 保留病历 病历记录了患者的医疗历史，包括医生对患者的病情询问、检查、诊断和治疗等医疗活动的记录。医务人员可以根据病历，了解患者的身体状况，以及疾病的发展和转归情况。病历还可以为诊断和治疗提供重要的参考资料，有助于节省就诊时间，并在处理医疗纠纷时提供法律依据。因此，为了维护自己的身体健康和合法权益，务必妥善保管病历。

3. 严格遵守医嘱 如果医生建议进行空腹体检，则应在就诊前避免进食；如果需要按时服药，可以使用定时提醒功能以防遗忘；如果医生建议忌口，应遵守医嘱以确保疾病治疗的有效性。遵循医生的建议对于患者的康复过程至关重要。

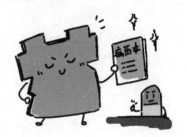

谨遵医嘱，妥善保管病历

三、如何选购保健食品？

许多人寄希望于通过保健食品的保健功能，来调理维持自己的健康和年轻活力。然而需要强调的是，与药品相比，保健食品的准入门槛较低，市场上存在着各种产品质量良莠不齐的现象。因此，在购买保健食品时，需要特别注意以下问题。

1. 购买渠道正规　　要通过正规渠道购买保健食品, 索要正规的销售凭据, 切忌通过非法传销和会议销售等途径购买保健食品。

保健食品属于食品范畴, 国家法规明确规定, 其在广告宣传中不得声称具有疾病预防、治疗功能, 以避免与药品相混淆。然而, 为了推销产品, 一些保健食品销售团队使出浑身解数, 用各种手段进行营销。在销售产品时打着"开会""义诊""体验"等旗号, 夸大产品的功效和疗效, 甚至宣传所销售的"药物"能治百病, 常用现场提供折扣或附送赠品等方式来吸引消费者购买。此外, 许多人受到从众心理的影响, 也会抱着试一试的心态购买这些产品。在宣讲期间, 一些销售团队还雇人当"托儿", 带头购买产品来引导消费者。这些现象不仅出现在保健食品的销售中, 在保健器械、床垫、保暖内衣等领域也屡见不鲜。

2. 谨慎对待宣传, 切勿将保健食品视为万能药物　　为了推销产品, 一些不良商家会夸大产品的功效, 将其包装成"灵丹妙药"。尽管在药店中不会看到相关的宣传内容, 但销售人员会私下向消费者介绍, 或提供自制的宣传册。在面对这些宣传手段时, 务必要保持清醒的头脑, 抵制虚假宣传的诱惑。

3. 确认产品的合法性　　认准产品包装上的名称、标志(蓝帽子)和批准文号, 避免购买假冒伪劣产品。相关产品信息可在国家药品监督管理部门的官方网站进行查询。

4. 以实际需求为导向　　根据具体需求, 有针对性地选择保健食品。例如, 维生素 C 被广泛认为是一种安全的营养物质。但研究表明, 长期大量摄入维生素 C 可能引发一系列问题, 且停药后会出现戒断反应。因为机体已经适应了高水平维生素 C 的状态, 代谢和排泄速度均显著提高, 如果减少摄入, 维生素 C 进入机体的量减少, 但其在机体内的消除速度却依旧较高, 就会导致体内维生素 C 水平低于正常水平, 还可能导致尿路结石或肾结石。可以通过日常食用水果蔬菜或偶尔补充维生素 C 等方式来进行正常摄入。所以, 保健食品的选择应当有明确的目的, 遵循正确的使用说明, 切勿随意增加剂量。

5. 警惕其他种类的商品冒充保健食品　　有些商家为了追求利润, 可能会以普通食品、原料饮片、药品, 甚至是三无产品等非法物品冒充保健食品进行销售，轻者造成经济损失，延误对机体的调理，重者可能损害健康，危及生命。因此，购买保健食品一定要认准"蓝帽子"标志和批准文号。

6. 注意价格 选购合适的药品不必一味追求高价格。以每盒售价20元的褪黑素为例，某公司经过包装和更改商品名称后，能使其价格飙升至其他厂家产品价格的五六倍，甚至更高。

实际上，许多老年人更需要的是精神关怀，作为家庭的一员，应积极与老年人交流，营造和谐的家庭氛围，积累正确的保健知识，这才是最重要的。

第五节 药品的疗效与价格成正比吗?

我们到医院看病，要排队挂号，排队看医生，再排几次队做各项检查，最后找医生看检查结果还是要排队，一番周折之后，医生开的药却非常便宜。有的患者心里难免会产生疑问，"这药能把病治好吗?"或者"为什么不开好点的药?"甚至会胡思乱想"我的病难道治不好了?"

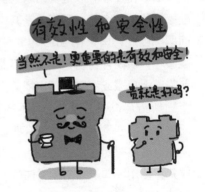

一、药品价格相差大的原因

在医药市场上，常出现一些高价药品，但价格高并非代表着更好的疗效。虽然一些昂贵的药物确实拥有更显著的治疗效果，但这并不意味着价格较低的药物其疗效就一定不好。如阿司匹林、对乙酰氨基酚、维生素B族和青霉素等常见药物，价格亲民、疗效确切，在医疗领域具有不可替代的价值。还有抗结核药异烟肼，其疗效并不比利福平差多少，目前仍被用作一线抗结核药物，可是价格却只有利福平的几十分之一。

药品价格的差异受多种因素影响，包括研发投入、生产成本、市场推广等，其中研发投入在药品定价中起着关键作用。一种新药物的研发需要投入约 10 年的时间和 10 亿美元的经费，而且这种投入还在不断提升，生产过程中的原料、人力、设备、包装等成本也会影响药品价格，同时市场推广、广告宣传及销售环节的费用也会纳入定价考量之中。

从本质上来看，一款好药应该以有效性和出色的安全性为特点，这主要取决于药物对疾病的治疗效果及其潜在不良反应（或毒性），与研发成本和市场推广没有直接关系。因此，药品的价格高并不代表其更安全或更有效。

二、新药一定优于老药吗?

新药拥有老药所不具备的特点，往往代表着医学科技的最新成就，具有更高的科技含量。特别是很多新一代药物，表现出更好的治疗效果和更少的不良反应。以抗真菌药为例，酮康唑、氟康唑和伊曲康唑代表了康唑家族的三种产品。酮康唑是其中的先驱，但口服后会产生严重的肝毒性问题。因此，国家在 2015 年 6 月发布通知，停止生产和销售口服制剂的酮康唑。后两种药物氟康唑和伊曲康唑，其引起的肝毒性相对较低，是目前临床上口服或注射给药途径的主要应用药品。

新药是否一定优于老药不能一概而论。有些新药在临床应用一段时间后，可能会发现疗效并没有明显超越已上市的老药，毒副作用和长期后遗症也需要时间才能显现，一旦出现严重不良反应，这些药物也会被限制或禁止使用。如氟喹诺酮类药物上市后，不断有新的不良反应被发现，严重的甚至会导致残疾；苯乙双胍俗称"降糖灵"，可引起乳酸酸中毒，且发生率相对较高，因而其临床价值受限；氯美扎酮可能引发中枢和外周神经系统、皮肤及其附件、胃肠系统的损害，尤其是严重的皮肤不良反应发生率相对较高。

如果药物的临床价值有限，在我国使用风险大于效益，国家药品监督管理部门就会采取措施，责令停止其原料药及制剂在我国的生产、销售和使用，撤销相关药品批准文件，上市销售的药品由生产企业负责召回销毁。老药品，如对乙酰氨基酚、阿司匹林、青霉素等，已经在临床实践中经受住了时间的考验，其疗效和安全性均得到了充分验证。

"药越贵越好"的说法是没有根据的，"新药一定优于老药"也是站不住脚的，不能片面地说新药都是高质量、有特效的，老药都是落后、即将被淘汰的。

三、药物选择原则

每种药品的优缺点各不相同，适用情况也不同，需根据疾病和患者的实际情况进行选择。选择药物要遵守以下原则：第一，考虑疗效，对症治疗是首要标准；第二，考虑不良反应，权衡利弊，选择安全性高的药物；第三，考虑经济性，首选价廉易得的药物，但在抢救或有特殊重症疾病的情况下除外。

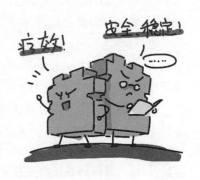

第六节　进口药品一定好吗？

随着经济的不断发展，国际贸易交往日益频繁，大陆市场涌现出越来越多的进口药品。进口药品是否比本土药品更好，以及我们买到的药品是否真实有效，仍然是需要深思和谨慎对待的问题。

一、进口药品

进口药品指在中国大陆境外生产，从外国或中国港澳台地区进口，经过相关法律程序和监管部门批准，在大陆注册销售的药品。通常情况下，进口药品的价格要远高于本土药品，这种价格差异源于多重因素。首先，进口药品进入大陆市场必须获得许可，然后支付进口关税和运输费用；其次，大部分进口药品属于原研品种，研发过程需要投入大量的时间和研究经费。相较之下，国内大部分化学药品都是仿制药[1]，研究和生产成本相对较低，因此价格要低于进口药品。

1　仿制药：与商品名药（原研药）在剂量、安全性和效力（不管如何服用）、质量、作用及适应证上相同的仿制品。世界上的专利药品保护期到期以后，其他国家和制药企业即可仿制生产该药品。

二、进口流程

进口药品引入大陆市场必须经过严格的法定程序，所需时间较长，包括向国家监管部门提交申请，取得《进口药品注册证》《医药产品注册证》，或者《进口药品批件》，经药品检验机构检验合格后，允许销售和使用。进口麻醉药品和精神药品，还必须取得国家监管部门核发的《进口许可证》。根据《中华人民共和国药品管理法》规定，未按照相关法定程序进行注册备案的进口药品都被视为假药。

随着对进口药品相关政策的优化，通关效率大幅度提高。国家也在通过不断优化审批流程，为进口药品的上市提供政策支持。

三、进口药品是否更安全有效?

一些国家的药企拥有先进的生产条件和合理的工艺参数设计，药品中的杂质含量相对较低，然而并非每个企业都能达到这种水平。近年来，我国多家药品生产企业积极投资技术革新，不断改善生产条件，一些药品的杂质含量甚至远低于国外同类产品，质量水平也得到了显著提升。我国政府不断颁布各种政策法规和指导意见，积极推动药品生产企业提升生产技术水平，以确保消费者的用药安全。《药品生产质量管理规范》（2010年修订）就明确对"人、机、料、法、环"等可能影响药品质量的各个环节提出了要求，以保证药品生产过程和质量的稳定可靠。

我国是仿制药大国，95%的国产化学药品都属于仿制药范畴。2016年年初，国务院办公厅印发了《关于开展仿制药质量和疗效一致性评价的

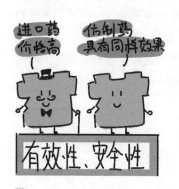

意见》，通过开展药物一致性评价，确保了仿制药的质量和疗效与原研药一致，实现了仿制药从"仿标准"到"仿产品（原研药）"质量水平的提升。一部分中国药企凭借自身实力已开始在国际药品市场上崭露头角，目前已有超过300个原料药和40余个制剂获准在美国上市销售，25个原料药、17个制剂获得世界卫生组织预认证，中国

制造的仿制药正逐步在国际主流医药市场中占有一席之地。

四、药物进口为何要管控?

　　国家对进口药采取的一系列管理措施,并非为了将其阻挡在国门之外,而是为了保护我国公民而采取的必要措施。因为进口药开发研究的对象是外国人,由于人种不同和国情不同,服用者存在着体质上、病种上的差异。有些药物对外国人是安全有效的,但对中国人却不一定。因为药物的疗效可受到机体对其吸收、分布、代谢、排泄、作用靶点等的综合影响,任何一个环节出现差异都会影响药物最终的疗效和安全性。

　　1. 饮食差异　　中国人的饮食较清淡,而欧美人的饮食多富含脂肪,脂肪的摄入能够刺激胆汁分泌,胆汁中的成分有助于增加对脂溶性药物的溶解和吸收。在一些科学实验中,受试者在服用灰黄霉素的同时分别进食高脂肪和高蛋白食物,结果显示前者的血药浓度为每毫升 3 微克,而后者仅为每毫升 0.6 微克,相差了 4 倍之多。类似的情况在其他药物实验中也有发现。

　　2. 代谢差异　　药物在人体内需要通过药酶进行代谢,不同种族,甚至相同种族在不同地域长期生活的人,其体内的药酶类型、数量和活性也可能有差异,进而影响药物在不同人群体内的有效性和安全性。例如异烟肼,其在日本人、爱斯基摩人和美洲印第安人的体内,主要通过快乙酰化代谢,而在斯堪的纳维亚人、犹太人和北非高加索人的体内,主要通过慢乙酰化代谢。对于乙酰化代谢能力较低的个体,服用异烟肼后会增加多神经炎等不良反应的发生率,毒副作用会增强。

　　3. 药物效应差异　　以心血管药普萘洛尔为例,若要使患者的心率下降 20%,黄种人所需的血浆药物浓度比白种人低一半多。而吗啡这种具有呼吸抑制作用的药物则正好相反,黄种人使用的有效剂量要比白种人高出一倍多。因此,从国外购买的药

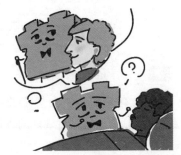

药物疗效在不同人种之间有差别

物，即使按照说明书的剂量和使用方法来服用，也可能导致剂量过低或过高，药物的有效性和安全性难以得到保证。

另外，使用进口药品还要注意目前技术水平不能完全除去血液中的某些病毒，使用非正规渠道进口的血液制品，还存在感染疾病的危险。

综上所述，一方面，消费者不能轻率地认为进口药品一定比本土药品的疗效更好，也不要随意从国外购买并使用这些药物，另一方面，也说明国家督促并监管进口药品进行相关研究，要求进口药品注册是非常有必要的。

五、购买进口药品的注意事项

购买在国内没有注册的进口药品存在风险，代购在国内已经取得批准文号的同款进口药品就没问题吗？

代购药品的质量缺乏保障，难以辨别真伪。有些药品的成分本身就存在问题。曾有一种减肥药通过网络广泛宣传，但其实含有我国禁止生产、销售和使用的西布曲明成分，不法分子通过互联网非法销售这些药物。另外，许多不法分子利用消费者对进口药品的盲目信任，制造和销售假药，采取跨国快递等方式将药品流通至国外，再倾销给消费者。这种类型的欺诈案例在其他领域已屡见不鲜，消费者还需提高警惕。

消费者从非正规途径购买的进口药品，说明书翻译、使用剂量和方法的调整等都难以保证准确无误，用药安全无法得到有效保障。非正规途径购买进口药品的风险很大，不仅会造成金钱的损失，更重要的是还可能危害健康，乃至生命。

第七节　药品有效期会骗人？

一、药品有效期

药品有效期是指在规定的存储条件下，药品能够保持其质量的期限。不同制药厂家对有效期的表述方式略有不同，一般格式为"有效期至××××年××月××日"或"有效期至××××年××月"。年份以四位数字表示，月份和日期则以两位数字表示。例如"有效期至2019

年 11 月 07 日",说明该药品只能使用到 2019 年 11 月 06 日,如果是"有效期至 2019 年 11 月",则表示该药品应在 2019 年 10 月 31 日前使用。超过有效期的药品其质量可能会发生变化,如果继续使用,非但失去了治疗效果,还可能引发过敏反应或中毒。

二、过期药品

早在 20 世纪 70 年代末,美国食品药品监督管理局就明确规定,无论是处方药还是非处方药,都必须标注药品的有效期,我们国家也早有相关规定。尽管如此,每年仍有许多人因使用过期药物而导致就医。

药品超过有效期,首先疗效会下降,主要体现在两个方面。

一方面,药品过期会导致有效成分的含量变化。由于不同药物所含成分的化学结构各异,过期药品可能经历氧化、光解、水解、挥发等过程,导致其具有疗效的有效成分含量减少。如青霉素类和头孢菌素类抗生素的稳定性相对较差,过期后继续使用可能导致疾病治疗的延误。用于心绞痛急救的硝酸甘油具有一定的挥发性,一旦超过有效期或贮存不当,会导致含量下降而失效,可能对生命造成严重威胁。另一方面,一些药物采用了固体分散技术、缓控释技术、纳米技术等先进制备技术,在一段时间后可能会引发材料老化现象,使用后不仅达不到药物治疗效果,还会对身体健康产生不利影响。

过期药品疗效下降　过期药品性质改变　储存不当也易导致药品失效

三、过期药品的处置

疫苗、血清如果过期,毒性会增加;四环素过期后会产生毒性,轻则导致呕吐,重则影响肝肾。服用过期药品会耽误治疗、影响健康,家里贮存的药品要及时清理,那么过期的药品该如何处置?

过期药品的成分会分解和蒸发,如果大量的过期药品被丢弃到生活垃圾站并填埋在土壤中,将对土壤和水源造成严重污染。例如,存在于环境中的抗生素残留物最终可能会通过人们的饮用水和食物再次进入体内,导致人体耐药性的增加,使药物的治疗效果逐渐减弱。

每年需要处理的过期药品数量庞大,以拥有 500 万人口和 150 万户家庭的城市为例,假设 70% 的家庭存有过期药品,且每个家庭每半年产生 1 盒过期药品,那么这座城市半年内的过期药品总数将超过 100 万盒。药品生产企业虽然会开展过期药品的回收和更换活动,但涉及成本巨大,难以普及和推广。

过期药品已被明确列入《国家危险废弃物名录》。但由于没有建立完善的过期药品回收机制,过期药品的专门回收无章可循,有些不法分子通过回收药品等行径,使过期药品经过处理后又重新流入医药市场。根据《中华人民共和国药品管理法》规定,生产、经营、使用药品的企业和机构不得使用过期药品。

为了避免各类风险的发生,作为一名有素质、负责任的公民,我们应该努力做到以下几个方面,杜绝过期药品可能带来的各种潜在危害。

(1)不购买多余剂量的药品。很多药品提供多种不同规格的包装,消费者可以根据医嘱或治疗所需来选择适当规格。

(2)定期清理家中的医药箱,将过期药品拆散包装后,投放到专门的药品回收箱或不可回收垃圾箱内。

(3)不私下出售过期、临期的药品。同时,鼓励社区、街道和市政当局设立药品专门回收点(或回收箱),定期将过期药品送交地方药品监督管理局统一销毁。

四、具有欺骗性的药品有效期

有些片剂表面看似完好无损且尚未过有效期,药片却明显变软,说明质量已经发生了变化。这种质变实际上源于药品的吸湿性,药品吸收了空气中的湿气后导致片剂的硬度明显下降。此外，药品中含有的糖、淀粉等成分都为微生物的滋生提供了营养物质，这些微生物用肉眼难以察觉，不慎使用此类受潮的药品也可能对身体造成危害。

药品不仅仅在有效期结束后才会出现变质，贮存不当也会影响药效。例如，需要冷藏或密封的药物没有按照规定条件保存，可能导致药品在有效期内发生变质。此外，有些药品一旦打开密封包装，其保质期就会缩短，如眼药水在开封后最多只能使用一个月。

五、有效期药品的贮存

合适的温度是药品贮存所必须满足的基本条件之一。根据《中国药典》规定，阴凉处或凉暗处指的是不超过 20 ℃，冷处是指 2～10 ℃的温度范围。

过高的温度是影响药品质量的关键因素，会导致药品出现以下情况。

（1）促使药品发生氧化和水解等化学反应，从而加速药品的变质。例如，糖浆制剂在过高温度下容易发酵并变酸；油脂类及软膏在长时间受热的情况下易酸败和变质。

（2）导致具有挥发性的低沸点药物加速挥发。如挥发油、薄荷脑、乙醚、乙醇、氨水等在高温条件下会加速挥发，从而导致药物量的损失。

（3）破坏药品的剂型。具体表现为糖衣片的熔化和粘连，软膏的熔化和分层，胶囊剂、栓剂的黏软和变形，最终均会导致药品失去原有剂型的功效。

（4）缩短药品的保质期。温度越高，药品化学反应的速度越快，如果药品的贮存温度比规定条件升高 10 ℃，有效期将减少原来的 1/4～1/2。例如，某注射液规定"严封，在冷处保存，有效期为 2 年"，那么在 20 ℃的贮存条件下，有效期可能缩短至约 1 年。

包装袋透气、透光、密封不严，易导致药品发生各种物理和化学变化，从而引发药品变质等问题。举例来说，维生素 C 片在分装后的两周内就会出现药片变黄的情况；复方甘草片中含有甘草酸，在分装一段时间后会与环境中的水分结合并溶解，出现药片黏结变质的情况。在阴雨天气下，药片变色会更迅速、更明显。

消费者应当重视药品的有效期，以及在有效期内因贮存不当而发生变质的问题。对于多剂量包装的药品，应该在标签上增加对开封后使用期限的具体说明，在最大程度上确保药品在使用期内的安全和有效。

第八节　如何判定药品变质？

许多人家里会储备一些感冒药、止痛药等常用药品，然而药品的有效期是根据未开封时的试验结果来确定的。家用贮存药品可能由于各种原因而失去药效，其稳定性无法得到保证。对于普通消费者来说，怎样判断家中的药品是否仍然有效，购买的药品是否为劣质产品呢？

🧰 一、变质药品的特征

药品的剂型很多，常见的剂型就有 20 多种，如片剂、丸剂、注射剂等。不同剂型的生产工艺、质量要求等都有很大区别，变质的时候也不一样。常见剂型的变质特征如下：

1. 片剂　　从外观上看，合格的片剂呈完整、光洁、色泽均匀的状态，购买存放一段时间后，没有出现颜色变化、斑点、黏附等异常现象。如果外观出现异样，意味着该药品可能在不适宜的存储环境下受到影响而变质。大量吸湿的片剂可能出现粘连、色差增大或斑点等现象，出现结晶或包衣开裂等则表明片剂受潮，水分超标。例如，对乙酰氨基酚发生变质会由白色变为浅粉色，维生素 C 会变成黄棕色。除了用肉眼观察，还可以用手轻压试验，变质的片剂其硬度会明显减小，轻轻一压即会碎成粉末。

2. 胶囊剂　　通过观察外观来判断质量状况，包括是否出现粘连、变色、变形或变软的现象，检查是否存在药物泄漏或发霉的情况。大多数胶囊剂的胶囊壳由明胶、甘油和水组成，易滋生微生物。无论是吸湿还是失去水分，都会影响胶囊剂的质量，吸湿会导致胶囊变软、粘连和发霉，失去水分则会使其变得脆弱，容易泄漏药物。

3. 散剂与颗粒剂　这两种制剂由于表面积较大，而更容易吸收空气中的水分。特别是颗粒剂多含有大量的糖作为矫味剂，而糖本身容易吸湿，因此这类药物更容易霉变和失效，需要注意保管。一旦发现药物出现结块、变色、粉末流动性降低等现象，或者出现霉变、虫蛀或虫粪痕迹，都表明药物已经发生变质，不能再继续使用。

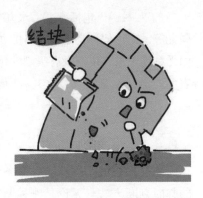

4. 口服溶液剂、糖浆剂及滴眼剂　这些药品的溶液呈澄清透明的状态，不应含有任何异物。如果在液体中发现大量沉淀、块状物、异物或霉团，药瓶标签出现霉变和破损，溶液呈现发酵或异常酸败的味道，都表明药品已经发生变质。但对于含有中药成分的糖浆剂，允许出现少量轻微的沉淀，轻轻摇晃即可散开，属于合格产品。

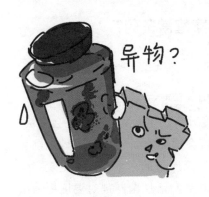

5. 混悬剂　其特点在于含有大量"沉而不混"的沉淀，在轻微摇动后，其中的固体微粒能够快速均匀地分散在液体中，并且能保持这种状态一段时间。如果混悬剂发生质变，则会出现团块、霉团、无法分散的沉淀、异臭或颜色改变等现象。

6. 乳剂　通常是水包油型的制剂，油相以微小液滴的形式分散在水相中。如果油滴变大、合并、发生分层而导致油浮在液体表面，或者出现团块、沉淀、异臭和颜色变化等情况，都是变质的表现。我们日常使用的各种护肤乳液均是这种结构，也可以将这种判断方法应用于鉴别相关护肤品、化妆品。

7. 乳膏剂　如果乳膏剂出现以下情况，表明已经发生了变质：硬度明显增加，触摸时不再柔软；延展性变差、不易涂抹；在按压或涂抹时出现颗粒感；油水分离，导致液体析出；出现酸败、异臭或结晶等现象。

8. 丸剂　　包括蜜丸、水丸、水蜜丸、浓缩丸、糊丸、蜡丸、滴丸、微丸等，无论何种类型，合格的丸剂都应该大小色泽均匀，形状圆整，表面无粘连现象，说明没有吸潮软化。此外，蜜丸应该软硬适度；蜡丸应该表面光滑，没有裂纹；水丸表面若出现无光泽、软结、干燥或发黏等现象，表明丸剂已经变质。

二、鉴别变质药品

上文讲述的是在药品贮存条件较差情况下的临时判断方法。无论是哪种制剂，在存放一段时间后，为了防止误服变质药品，可以前往药店找到同一生产厂家的同款制剂进行比较，但更重要的是根据不同药品的贮存条件，选择适宜和良好的贮存环境，防患于未然。

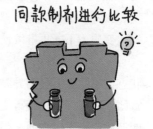

第九节　如何贮存家庭常备药？

一、家庭常备药的质量影响因素

在贮存过程中，影响药物稳定性的因素主要有五个方面。

1. 温度　　一般情况下，随着温度升高，化学反应速度也会加快。每升高 10 ℃，许多药品的降解反应速度会增加大 2~4 倍，有效期则会缩短至原来的一半，甚至更短。生物制品和活性菌制剂对温度更为敏感，高温会直接导致它们失去活性，如疫苗、白蛋白、球蛋白、益生菌、酶类制剂等。其次，温度升高会加速药品有效成分的挥发和含量的减少，从而使其失去效力，硝酸甘油、冰片、薄荷脑、挥发油等成分都会因温度升高而受此影响。温度升高

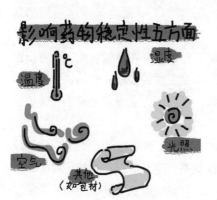

还会影响一些制剂的形态，如栓剂、乳膏剂和凝胶剂，会导致药品变质或影响药物成分的溶出与释放。此外，温度升高还会使辅助成分变质，从而影响药品的质量。例如，温度升高可能会促使糖浆剂中的糖浆发酵变酸，而长期受热的油脂类辅料及其软膏也容易发生酸败和变质。

2. 光照　　光是一种能量，具有激发药物降解的作用，药物由于光照而产生的降解被称为光化降解。药物的光敏感性与其化学结构有关，含有酚类成分或分子中含有双键的药物更容易对光敏感。还有一些其他药物对光也比较敏感，包括氯丙嗪、异丙嗪、核黄素、氢化可的松、泼尼松、叶酸、维生素 A、维生素 B、辅酶 Q_{10}、硝苯地平等。

3. 环境的相对湿度　　无论是水解反应还是氧化反应，微小的水分都会加速阿司匹林、青霉素 G 钠盐、氨苄西林、对氨基水杨酸钠和硫酸亚铁等药物的降解过程。此外，水分的存在还有利于细菌和霉菌的繁殖。

4. 空气　　主要是其中的氧气。还有一些药物对二氧化碳也比较敏感，主要有维生素 C、氨茶碱等。

5. 其他影响因素　　如金属离子和包装材料，虽然对药物制剂有影响，但消费者是无法调控的，需要在生产和包装过程中重点考虑。

二、常用剂型的保存条件

针对药品的特殊性质，国家规定在药品说明书中必须注明药品的贮存条件，以下是对常规贮存条件的说明：

遮光——用不透光的容器包装（棕色瓶）。

避光——避免日光直射。

密闭——将容器密闭，防止尘土和异物进入。

密封——将容器密封，防止风化、吸潮、挥发和异物进入。

阴凉处——温度不超过 20 ℃。

凉暗处——避光并不超过 20 ℃。

冷处——2～10 ℃。

常温——10～30 ℃。

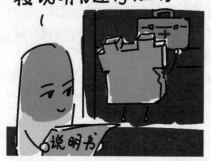

防潮是贮存固体制剂的重要条件，散剂、颗粒剂、片剂、丸剂、贴剂等固体制剂通常要求贮存在干燥阴凉的环境中，特别是糖包衣片和胶囊剂。口服液体制剂受温度和光照的影响较大，尤其是糖浆剂容易发酵、酸败、产生气体等，最佳的贮存条件是 20 ℃以下的阴凉环境，同时避免阳光直射。注射剂、活菌制剂、蛋白质类药物等的最佳贮存温度为 2～10 ℃。软膏剂等半固体制剂要存放在阴凉环境中。滴眼液则应存放在冷处，开启包装后的使用期限不得超过一个月。

　　包装对维护药品的稳定性具有至关重要的作用，会直接影响药品的有效性和安全性。药品的包装不仅能保护药品本身，也给消费者的用药安全提供了保障。因此，在没有使用完药品之前，不要轻易丢弃包装。

|03|
给药途径与剂型重要吗？

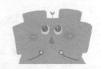

第一节　给药途径与剂型选择影响药效？

　　人体就像一个复杂的城市系统，皮肤是城墙，免疫系统负责防御，消化系统向各部门提供物资，循环系统负责运输，心脏提供动力，大脑作为控制枢纽发号施令，肝、肾、脾等器官扮演着企事业单位的角色，大家各司其职，构成了一个复杂而有序的完整系统。药物作为外来物质，要如何穿越严密的层层防线？进入人体后又将面临怎样的命运？如何最大化药物的治疗效果，同时最小化不良影响呢？

　　同一种药物可以制备成不同的剂型供临床使用，但由于给药途径和剂型不同，不仅使用方式存在差异，使用后的吸收途径和作用机制存在着差异，所产生的疗效和安全性也无法保障。主要存在以下几个方面的情况：

　　1. 同种药物以不同途径给药，药效作用性质和安全性可能不同　　即便是同一种药物，分子结构没有改变，但是通过不同的给药途径使用后，可能会在作用方式上存在差异，简单来讲，就是所产生的药效可能发生变化。我们在生活中常见的硫酸镁口服液是一种泻药，而5%的硫酸镁注射液则能起到镇静、解痉的作用。我们熟悉的抗真菌药物酮康唑，外用具有较好的抑制真菌作用和安全性，但是如果口服则具有较强肝毒性，因此，国家已经全面禁止酮康唑口服药物的生产。我们在生活中也一定要注意，乳膏、软膏、凝胶等外用制剂切不可错误口服。

　　2. 给药途径、剂型不同，药物释放速度不同，起效时间和药效作用强弱也可能有差异　　不同给药途径和剂型的同种药品，药物释放速度的差异会直接影响药效产生的时间、作用持续时间和作用强度。例如，注射剂和吸入气雾剂作用迅速，适用于急救情况，而丸剂和缓释制剂则能保持长时间的治疗效果，同时，缓释制剂在一定程度上可以降低某些药物的不良反应。

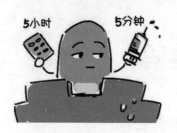

不同剂型的药物在同种给药途径下的释放速度也有差异。如颗粒剂、片剂和胶囊剂都是通过口服给药,但胶囊剂的外壳和片剂的外衣要先被胃肠道中的消化液溶解,内部的药物才会释放出来,进而被人体吸收并发挥疗效,因此释放速度相对较慢。我国古代医学著作《汤液本草》中就有记载:"汤者,荡也,去大病用之;散者,散也,去急病用之;丸者,缓也,舒缓而治之",说明了口服给药途径中不同剂型的药物其释放和起效速度均有不同。

3. 不同剂型的药物其稳定性差异较大   药物的剂型也会影响其稳定性。一般情况下,液态环境更容易导致药物降解,而固体药物相对来说更为稳定。例如,青霉素和头孢菌素等分子中具有内酰胺结构的药物非常容易水解,因此青霉素注射剂都是"现用现配",如果提前制备,很快就会因化学降解而失效。青霉素在 pH(酸碱度)5.8 的溶液中最为稳定,但在此条件下室温存放 7 天,效价就会损失 80%,所以只能制备成无菌粉针。另外,华法林、氯霉素等许多药物也存在这种稳定性的问题。

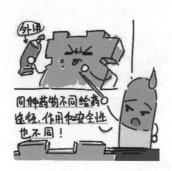

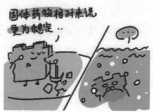

第二节　人体有哪些给药途径?

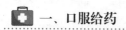 一、口服给药

口服给药指的是将药品吞咽至腹中,在胃肠道中吸收的给药方式,

是人们最熟悉的给药途径，也是患者依从性最好的给药方式之一。常见的剂型有片剂和颗粒剂等，但含片和舌下片等局部给药的黏膜吸收剂型不属于口服给药范畴。

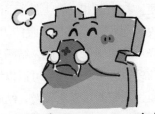

口服给药指将其吞咽至腹中

（一）胃肠道的结构和功能

人体结构虽然复杂，但遵循规律就能有效地加以利用。胃肠道由胃、小肠和大肠三部分组成，是药物进入体内、发挥作用的主要通道。

1. 胃　　是消化系统的重要器官，与食管连接的部位称为贲门，与十二指肠相通的部位称为幽门，中间部分是胃体部。胃黏膜面上分布着无数的胃小凹，下面分布着分泌胃液的胃腺，成年人每天会分泌约 2 升的胃液。

胃液中含有以胃蛋白酶为主的酶类和 0.4%～0.5% 浓度的盐酸，具有稀释和消化食物的作用，而胃上皮细胞表面覆盖着一层由黏多糖组成的黏液，在胃部细胞表面形成了一道屏障，使胃上皮细胞免受侵蚀。因为胃液中含有酸和酶，所以胰岛素这类易被酸和酶环境破坏的蛋白质类药物不能口服。大多数口服药物在经过胃时会崩解、分散或溶解，胃黏膜表面虽然分布着许多褶襞，但由于缺乏绒毛，吸收面积相对有限，除了一些弱酸性药物能被较好吸收以外，大多数药物吸收较差。

2. 小肠　　药物通过幽门后进入小肠。小肠由十二指肠、空肠和回肠组成，全长 2～3 米，直径约 4 厘米。十二指肠与胃相连，胆管和胰腺管均开口于此，排出胆汁和胰液，帮助消化食物并中和部分胃酸，使消化液 pH 升高。小肠液的 pH 为 5.0～7.5，是吸收弱碱性药物的最佳环境。

小肠表面分布着许多环状褶皱和大量手指状突起的绒毛，绒毛内含有丰富的血管、毛细血管及乳糜淋巴管，大部分药物主要在这里被吸收。由于环状褶襞、绒毛及绒毛表面微绒毛的存在，使小肠的吸收面积比同样长短的圆筒面积增加了约 600 倍，接触药物的表面积可达 200 平方米左右。小肠是药物的主要吸收部位，因为其不仅接触药物的表面积巨大，还是药物主动转运吸收作用的特异性部位。

3. 大肠　　药物通过回盲瓣后进入大肠。大肠由盲肠、结肠和直肠组成。大肠的主要功能是储存食物糟粕、吸收水分和无机盐，以及形成粪便。与小肠相比，大肠粗而短（约 1.7 米），黏膜上有褶皱但无绒毛，吸收表面积较小，且吸收能力较弱。尽管如此，对于调释制剂（缓释、控释、脉冲制剂）来说，结肠是不容忽视的吸收部位；另外，结肠中的蛋白酶较少，多肽类药物可以以结肠作为口服吸收的重点部位。并且，内容物通过结肠的速度比较慢，结肠中分泌液的量较少，药物释放以后，会形成较高的浓度梯度，更有利于吸收。

（二）影响药物吸收的因素

1. 胃肠液的成分与性质　　胃液 pH 的改变会影响弱酸性药物的吸收。空腹时，胃液的 pH 在 0.9～1.5 之间，喝水或进食后，pH 可上升到 3.0～5.0。由于胃液的 pH 呈酸性，有利于弱酸性药物的吸收，弱碱性药物则吸收甚少。疾病、合用药物等因素也会影响胃液的 pH。例如，在使用西咪替丁、法莫替丁等 H_2 受体阻断剂或奥美拉唑、兰索拉唑等质子泵抑制剂后，胃酸的分泌量就会减少，pH 也会相应上升，所以其他弱酸性药物的吸收就会受到影响。同理，在肠道内更有利于弱碱性药物的吸收。此外，胃肠液中含有的胃蛋白酶、胰酶等既可以消化食物，也能分解多肽及蛋白质；胃肠道的酸、碱性环境会对一些药物的稳定性产生影响；胆汁中的胆酸盐、黏液中的黏蛋白都可能增加或减少药物的吸收。

2. 胃排空和胃排空速率　　胃内容物从胃幽门排入十二指肠的过程称为胃排空，胃排空的速率对药物吸收有很大的影响。一方面，对作用于胃部或主要由胃部吸收的药物来说，在胃部停留的时间越长，治疗效果越好；而在酸性条件下不稳定的药物其降解则会加剧，疗效也会降低。另一方面，胃排空速率会影响药物进入小肠的速度和吸收。

对于以被动扩散为主要吸收机制的药物来说（90% 以上的口服药物遵循此规律），胃排空速率快，药物的吸收速度就快，吸收总量也就越高，如阿司匹林、左旋多巴、地西泮等。

对于需要主动转运载体才能被机体吸收的药物来说，转运载体所处的位置和数量是决定其吸收部位与速度的主要因素。例如，维生素 B_2 只有处于小肠上半段时才能在转运载体的帮助下被吸收，如果胃排空速率过快，维生素 B_2 通过小肠的速度也会快，就会导致大量药物快速通过吸收部位，此时转运载体的数量就会相对不足，吸收就会受到限制，而通过这段小肠后，即使在回肠后半段和结肠中有再多的维生素 B_2 也不能被吸收了，最终导致吸收总量降低。所以，这类药物需随餐或餐后服用，借助食物的混合来降低胃排空速率。

3. 肠内运动　　肠内的固有运动方式包括节律性分节运动、蠕动运动及黏膜与绒毛的运动。这些运动能促进固体制剂进一步崩解和分散后与肠分泌液充分混合，增加药物与肠表面的接触，有利于难溶性药物的吸收。一般情况下，药物与吸收部位接触的时间越长，吸收越好。如果患有胃肠疾病或与其他药物一起服用，也会影响肠道的运行速度而干扰药物的吸收。例如，阿托品、丙胺太林等能减慢胃排空速率与肠内容物的运行速率，从而增加药物的吸收量；甲氧氯普胺能促进胃排空，加快肠运行速率，减少药物在消化道内的滞留时间，从而减少药物的吸收量。因此，与这些药物一起使用时，其他药物的给药方案就需要做出调整。

4. 食物　　不同性质的食物可以改变胃排空速率，进而影响药物的吸收，如粽子、年糕、高脂肪食物等可降低胃排空速率。富含脂肪的食物还会增加脂溶性强的药物的吸收，如灰黄霉素等。食物会消耗胃肠液中的水分，使胃肠黏液减少，固体制剂的崩解、药物的溶出就会变慢，从而延缓药物的吸收。因此，在服用药物时，应充分了解食物与药物之间的相互作用，并根据具体情况选择合适的服药时间和方式，以确保药物的疗效和安全性。

5. 胃肠道代谢作用　　消化道内存在着各种消化酶和肠道菌群，肠道黏膜上还存在着药物代谢酶，它们既能消化食物，又能使药物在被吸收前或吸收的过程当中发生代谢反应而失去活性。通常药物滞留时间越长，越容易发生代谢反应。药物的胃肠道代谢也是一种首过效应，对药物疗效可能具有很大影响。

6. 肝首过效应　　药物在进入体循环之前，在肝脏中的降解或失活称为"肝首过代谢"或"肝首过效应"。肝脏虽然不属于胃肠道，却在很大程度上影响着胃肠道对药物的吸收。这是因为由胃肠道吸收的药物在血液的运输下，都会经过肝门静脉流进肝脏，很多药物在途经肝脏这个"工厂"时，会经历代谢作用而被加工改造，而且有些药物的损失比例非常高，最终不得不放弃口服给药途径，转而选择其他途径，如硝酸甘油。肝首过效应越强，药物被代谢得越多，在血药中的浓度就越小，药效受到的影响也就越严重。

二、非胃肠道给药

(一)眼部给药

1. 眼的结构　　人的眼睛由眼球和眼附属器两部分构成,眼球包括眼球壁和眼内容物。眼球壁的结构由外到内依次为角膜、巩膜、虹膜、睫状体、脉络膜和视网膜,这也是药物作用于眼部的主要吸收途径。此外,药物还能通过眼部的毛细血管进入循环系统,对其他组织器官产生影响。因此,同时有青光眼和心脏病的患者,在选择滴眼液时要特别注意噻吗洛尔、卡替洛尔等可能会导致心律失常的药物。

2. 影响药物眼部吸收的因素

(1)角膜的渗透性:角膜主要由脂质结构的上皮、内皮及两层之间的亲水基质层组成,药物分子必须具有适宜的亲水亲油性才能透过角膜以达到治疗目的。

(2)药物因素:由于泪液的稀释及鼻泪管的引流等因素会加速药物的流失,增加制剂黏度可以延长保留时间,减少流失,利于药物透过角膜,因此可以选用软膏、膜剂等剂型来应对这种情况。

3. 注意事项

(1)清洁眼部:用棉棒蘸去眼部分泌物后再用药。

(2)正确滴药:将滴眼液滴到(或将眼膏挤到)下眼皮和眼球之间的空隙里,不要让瓶口碰到眼球或眼皮,不要滴到角膜(即黑眼球)上。

(3)闭眼并转动眼球:患者闭眼以后轻轻转动眼球,使眼药均匀分布于眼球表面,至少闭眼10分钟。

(二)口腔黏膜给药

1. 口腔黏膜的结构　　口腔黏膜的总面积约为100平方厘米,不同部位的黏膜结构、厚度和血流供应情况均有不同。根据角质化程度可将口腔黏膜分为非角质化和角质化区域，前者包括舌下黏膜和颊黏膜，这两种黏膜的血流丰富、血管密集，药物通透性好；后者包括龈黏膜、硬腭黏膜和唇的内侧，这类黏膜的上皮已角质化，药物的通透性差。经颊黏膜和舌下黏膜给药的药物可以直接进入血液循环，发挥全身治疗作用。这类剂型主要有舌下片、舌下膜、口腔黏膜贴片、颊黏膜黏附膜和口颊黏膜溶液等。

2. 影响药物口腔黏膜吸收的因素

（1）生理因素：颊黏膜的性质、黏液层厚度、恢复时间、唾液作用及其他环境因素都会影响口腔黏膜给药制剂的吸收。其中，唾液的影响最大，口腔中的唾液会不断地流动，有效时间内很难使药物停留在特定部位。

（2）药物性质：药物的分子量、解离度、脂溶性和水溶性等理化性质会影响药物在口腔黏膜的吸收，分子量过大的亲水性药物在口腔黏膜的渗透性很低。

3. 注意事项

（1）用药后易受到唾液的影响，因此在用药后30分钟内不宜进食或饮水。

（2）使用含片要注意安全。为防止发生咽喉异物梗阻，5岁以下的儿童最好选用圈式中空的含片并在成人监护下使用，以防呛咳和阻塞气管。

（三）经皮给药

1. 皮肤的结构　　皮肤是人体最大的器官，容纳了人体约1/3的循环血液和约1/4的水分。皮肤由表皮、真皮和皮下组织三部分组成。此外，还包括汗腺、皮脂腺和毛囊等附属器。皮肤表面覆盖着一层皮脂，表皮中的角质层是药物经皮吸收的主要屏障，药物透过角质

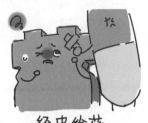

经皮给药

层，被转运到真皮层中，就可以迅速通过毛细血管和附属器组成的转运网络进入体循环。因此，经皮给药可以避免胃肠道和肝脏的首过效应，也避免了药物对胃肠道的刺激，直接达到全身治疗的目的。此外，经皮给药可以使血药浓度长时间维持稳定，减少给药次数，提高患者的依从性，尤其适用于婴儿、老年人和不能口服药物的患者。

2. 影响药物经皮吸收的因素

（1）皮肤的渗透性差异：皮肤的渗透性存在个体差异，不同种族的皮肤渗透性不同，如对烟酸甲酯的通透性大小进行顺序：黑种人＜黄种人＜白种人。各部位的顺序为：耳后＞腋窝区＞头皮＞手臂＞腿部＞胸部。另外，皮肤的水化会使细胞自身发生膨胀，结构的致密程度降低，从而改变皮肤的渗透性。

（2）药物因素：药物的理化性质和剂型不同，渗透性也不同。

3. 注意事项

（1）参照说明书选择合适的给药位置，用药部位的皮肤应无损伤或感染。

（2）避免药物与其他化学物质接触，如香水、化妆品等。

（3）贴剂需要保持固定和干燥，避免受潮、剥落。

（4）除需要局部作用的贴剂外，应注意更换贴敷位置，以减少皮肤的不适反应。如果出现皮肤过敏等情况，应及时就医处理。

（四）肺部给药

1. 肺的结构　　肺由气管、支气管、细支气管、终末细支气管、呼吸细支气管、肺泡管及肺泡囊组成。从气管至肺泡，气道逐渐分支，直径和长度变小，数量却呈几何倍数增加，大大增加了肺部血管与空气交换的表面积。肺泡是血液与气体进行交换的部位，正常人的肺部大约有几亿个肺泡，总面积约为100平方米。肺泡由单层的扁平上皮细胞构成，厚度仅为0.1～0.5微米，细胞间隙存在着致密的毛细血管，肺泡腔到毛细血管腔之间的距离只有1微米，是气体交换和药物吸收的绝佳场所。巨大的肺泡表面积、

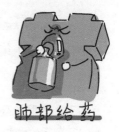

丰富的毛细血管和极小的转运距离决定了肺部给药吸收迅速。药物被吸收后会直接进入血液循环，不受肝首过效应的影响。

2. 影响药物肺部吸收的因素

（1）生理因素：呼吸量、呼吸频率和方式。

（2）药物因素：通常情况下，分子量小、油水分配系数适宜、吸湿性小的药物更适合肺部给药。肺部的上皮细胞主要由脂质构成，因此药物通常以被动扩散方式被吸收。脂溶性药物易于通过脂质膜被吸收，而水溶性药物主要通过细胞旁路被吸收，吸收速度相对较慢。微粒的粒径大小是影响药物在肺部分布的重要因素，当药物粒径在1～5微米时，可以有效到达肺泡。

3. 注意事项

（1）清洁口腔分泌物和食物残渣，给药前1小时应避免进食，以防雾化过程中气流的刺激引起呕吐；给药前充分摇匀药物；按照说明书进行给药，切勿多次连续吸入。

（2）治疗时取舒适体位，用嘴吸气、鼻呼气的方式进行深呼吸，使药液充分达到支气管和肺部，吸入后屏气一段时间。

（3）心肾功能不全或年老体弱者要注意防止湿化或雾化量过大而造成肺水肿。自身免疫功能减退的患者在雾化

吸入时，应注意避免诱发口腔霉菌感染问题。

（4）结束给药后应多次清水漱口，防止药物在咽部聚积，以减少不良反应的发生。

（五）直肠给药

1. 直肠的结构　　直肠位于消化道末端，长度 12～20 厘米，最大直径 5～6 厘米，pH 在 7.4 左右。直肠黏膜由上皮、黏膜固有层、黏膜肌层三部分构成。通过直肠给药的栓剂或灌肠剂可用于治疗局部疾病，也能作用于全身。药物由直肠吸收主要有两个途径：一是通过直肠上静脉，经门静脉进入肝脏，在肝脏代谢后再转运至全身；二是通过直肠中、下静脉和肛管静脉进入下腔静脉，绕过肝脏直接进入血液循环。因此，直肠给药起效快、血药浓度高、生物利用度高。另外，直肠还可作为多肽／蛋白质类药物的吸收部位；对胃有刺激的药物，也可以采用直肠给药；当口服给药困难或不能口服给药时，如儿童或哮喘患者口服给药困难时，直肠给药是一种可替代的方案。

2. 影响药物直肠吸收的因素

（1）生理因素：直肠液对弱酸弱碱性药物的吸收有影响；栓剂引入直肠的深度越小，药物不经肝脏的量就越多，一般为总量的 50%～70%。

（2）药物因素：药物粒径、溶解度、脂溶性与解离度等均会对直肠吸收产生影响，脂溶性、非解离型的药物更易被吸收。

3. 注意事项

（1）给药前 20～30 分钟排便，然后将药物塞入直肠距肛门口 2 厘米处，同时尽量增加药物与直肠黏膜的接触面和停留时间，有利于药物的吸收。

（2）切勿强行给药，可根据需要，在栓剂的顶端涂抹少许润滑剂。

（3）注意药液温度，不宜过热或过凉，以免刺激直肠而产生排便反应。

第三节　药物剂型的发展历程与简介

一、药物剂型的发展历程

我国的中医药历史源远流长，早在殷商时期就已经开始使用汤剂，并且一直沿用至今，形成了独特的用药方法。战国时期的《五十二病方》记载有丸剂、散剂等剂型；《黄帝内经》有对汤剂、丸剂、散剂、膏剂、酒剂的记载。东汉著名医学家张仲景编写的《伤寒论》和《金匮要略》中收载有煎剂、丸剂、散剂、酒剂、滴剂、糖浆剂、软膏剂、洗剂、栓剂等十余种剂型，还记载了可以用动物胶、炼制的蜂蜜和淀粉糊作为黏合剂以制成丸剂。最值得一提的是，唐代在全国药物普查基础上编撰的《新修本草》是我国第一部由政府颁布的、世界上最早的药典，比欧洲的《纽伦堡药典》还早800多年。宋代编制的《太平惠民和剂局方》被称为世界上第一部成方制剂规范，收载了大量的方剂和制法。古代的这些丸散膏丹、酒露汤饮、胶秘茶锭、多熨棒线等剂型，可以说是现代制剂的雏形和基础，很多现代的制药思想，在我国古代都已有所实践。例如，现代的缓释蜡质骨架片，在古代不仅有对蜡丸的记载，还描述了详细的制造工艺。现代制药行业常用的超微粉碎技术，在古代就有"水飞"研磨技术用于生产矿物类中药，完全能达到超微粉碎的效果。

被西方奉为药剂学鼻祖的格林是罗马籍希腊人，与我国东汉的张仲景属于同一时期，在他的著作中记载了散剂、丸剂、浸膏剂、溶液剂、酒剂等多种剂型，被称为"格林制剂"，至今还在一些国家应用。现代药剂学就是在"格林制剂"的基础上发展起来的，至今已有180多年的历史。1843年出现了模印片；1847年制备出了硬胶囊剂；1876年压片机的发明使压片制剂得到了迅速发展；1886年安瓿的出世使注射剂迅速崛起。近些年上市的缓释、控释、单克隆抗体、脂质体、微球等新技术制剂，可以实现在患者体内缓慢释放、定位定时释放，或者精准定位到体内的器官、组织，甚至细胞进行治疗，实现精确打击。

虽然目前上市的靶向制剂数量有限，但对未来技术的探索依然在不断向前。一些需要长期治疗或不定时发作的疾病给患者用药带来了诸多不便，正常的组织器官也承受着巨大的负担。为了提高安全性，未来的药物制剂会基于体内病理变化的反馈信息，智能实现药物在体内的择时、择位释放，发挥治疗药物的最大疗效，同时也在最大程度上降低药物对正常组织的伤害。

二、药物剂型的简介

《中国药典》中收载的药物剂型有40多种，其中，消费者在市场上常见的有20多种。药物剂型一般按照分散系统、给药途径和制剂形态来分类。按照分散系统的分类方法常用于科学研究，我们在日常生活中几乎用不到；按照给药途径的分类方法在前文已经介绍过，就不再赘述了。药物剂型按制剂形态，可分为液体制剂、固体制剂、半固体制剂、气体制剂。

1. **液体制剂**　　指药物分散在适宜的介质中制成的可供内服或外用的液体形态的制剂。通过不同的分散方法和分散程度，将药物分散在适宜的介质中，形成液体分散体系。常见的液体制剂包括乳剂、混悬剂、合剂、芳香水剂、酊剂、滴眼剂、注射剂等，在临床上应用广泛。液体制剂的理化性质、稳定性、药效及毒性等，都和药物粒子的分散程度密切相关。因此，使用液体制剂要注意，即使是澄清透明的液体药剂，长时间存放后，再次使用前也需要重新摇匀。

液体制剂有诸多优点。首先，药物以分子或微粒形态分散在液体环境当中，分散度高，吸收快，能迅速发挥药效；服用后，不必经历崩解和溶出的过程，药物可直接与胃内容物混合，吸收快、起效快，更适用于疼痛等急症，但具有缓释特性的混悬剂除外。其次，液体制剂的给药途径很多，可内服，也可外用，皮肤、黏膜和人体腔道等都可以使用。第三，液体制剂易于分剂量，服用也方便，特别适用于婴幼儿和老年患者。此外，还能通过调整液体制剂的浓度来减少刺激性，避免溴化物、碘化物等固体药物口服后由于局部浓度过高而引起对胃肠道的刺激。最后，一些固体药物制成液体制剂有助于提高生物利用度，从而提高疗效。

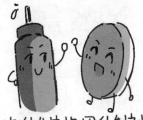

液体制剂与固体制剂

但是，液体制剂的稳定性较差，药物分散度大，易受分散介质的影响而发生化学降解，从而使药效降低，甚至失效，所以药物的贮存环境应尽量满足所需条件。非匀相液体制剂的分散粒子具有很大的比表面积，易产生一系列的物理稳定性问题，如混悬剂结块、乳剂变形和破乳等，会严重影响药物使用的有效性和安全性。另外，水性液体制剂容易霉变，需加入防腐剂；液体制剂的体积较大，携带、运输和贮存都不方便。

2. 固体制剂　是指以固体形态存在的剂型的总称。常用的固体剂型有散剂、颗粒剂、片剂、胶囊剂、丸剂、膜剂等，在药物制剂中约占70%。从固体制剂的原本状态转变为能够被小肠上皮吸收的形态，是决定口服药物生物利用度的关键因素。片剂、胶囊剂等固体制剂在胃肠道内遇水崩解后，释放出的药物粒子在胃肠液中被逐渐溶解和吸收。粉末状的散剂本身就是药物粒子与辅料的物理混合物，没有崩解过程，吸收较快。因此，固体制剂的崩解和药物粒子的溶解是决定药物经口服吸收的关键环节。

与液体制剂相比，固体制剂的优势在于具有较好的物理和化学稳定性，便于携带、运输和贮存，而且生产成本较低，价格也较便宜。颗粒剂等固体制剂，由于使用方法不同，也可具有较快的作用。此外，固体制剂还能调控药物释放的速度和时间，实现智能化治疗，如结肠靶向胶囊和胃漂浮片等定位释药等。

当然，固体制剂也有不足之处。片剂等制剂在体内溶解后，才能透过生理膜被吸收进入血液循环当中，因此可能会导致药物的吸收滞后。婴幼儿和昏迷患者不便吞服片剂、丸剂类的剂型。另外，固体制剂容易吸潮变质，需妥善保管。

3. 半固体制剂　是以软膏、乳膏、凝胶、糊剂等为代表的半固体

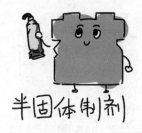

形态的外用制剂。半固体制剂能在长时间内紧贴和黏附在用药部位,与散剂和一些外用液体制剂相同,可以直接作用于治疗部位,起到局部治疗作用,如抗感染、消毒、止痒、止痛和麻醉等。软膏还可以起到全身治疗作用。在使用半固体制剂时,要注意避免与眼睛、口腔、鼻腔等黏膜接触,以免引起不良反应。如果用药部位出现红肿和烧灼感等情况,应立即停止用药并清洗用药部位。

外用涂抹乳膏后应多揉擦,对局限性苔藓化肥厚皮损可采用包封疗法,以促进药物吸收,提高疗效。使用乳膏还需要考虑患者的皮肤状况和皮损部位。油脂性的软膏不适用于有渗出液的皮肤疾病;而糊剂却恰恰相反,含有的粉末较多,可吸收脓性分泌液,且粉末在基质中会形成较多的空隙,不妨碍皮肤的正常排泄。凝胶剂易涂抹和清洗,无油腻感,能吸收组织渗出液,不影响皮肤的正常功能。此外,凝胶的黏度较小,有利于药物,特别是水溶性药物的释放,但是凝胶的润滑作用较差,易失水和霉变,通常需要添加保湿剂和防腐剂,在皮肤有破损的情况下,不宜使用凝胶剂。

4. 气体制剂　　包括气雾剂、粉雾剂和喷雾剂,是通过特殊的给药装置将小分子药物以大小在 0.5～5 微米的液滴或微粒的状态下分散并给药的药物分散体系。药物喷于皮肤或进入呼吸系统、腔道黏膜等部位后发挥局部或全身治疗作用。

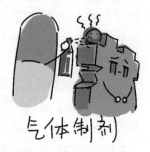

气体制剂的给药剂量小且可控,药物起效快、能迅速到达作用部位,而且无首过效应,具有副作用小和生物利用度高等优点。但是,气体制剂也面临着一些问题,如需要耐压容器、阀门系统和特殊的生产设备,生产成本较高;抛射剂具有高度的挥发性和致冷效应,多次使用于受伤皮肤可能引起不适和刺激;使用方法较为复杂等。因此,气体制剂在研制和质量控制上还有待进一步探讨和研究。

04

散剂、胶囊、片剂、
丸剂……怎么选？

经过前文的阐述，明确了给药途径和剂型的选择会直接影响药物的吸收和疗效。在选购药品时，面对药店中药品的各种剂型，又应该如何选择呢？例如，同样的藿香正气方，有片剂、颗粒剂、软胶囊、液体制剂等多种剂型；同样的片剂，又分为普通片、缓释片、分散片、泡腾片等多种类型。本章内容旨在介绍一些常见剂型的具体种类及适用情况，帮助消费者正确选择药品，真正实现自主购药。

第一节　片剂、口服溶液剂和注射剂哪个好？

要了解药物剂型之间的内在差异，首先要从使用后其在体内形成的药物动力学特征入手。

一、评价制剂作用效果的基础——药物动力学

药物动力学，简称药动学，是应用动力学原理和数学方法，定量描述药物在体内随时间变化的过程和规律的一门科学。给药后，药物在体内的血药浓度会随着时间的推移呈现出高低变化。在初始阶段，血液中的药物浓度较低，随着吸收过程的进行，药物浓度逐渐上升，直至达到最高峰；随后，当药物的消除速度超过吸收速度时，血药浓度开始下降。这就是一次服药后，药物在体内的含量变化规律。最小有效浓度和最小中毒浓度反映了药物的有效性和安全性，血药浓度高于最小有效浓度，药物才能发挥作用；血药浓度低于最小中毒浓度，则属于安全范围，超过该范围可

能会产生中毒症状。此外,药物被吸收的速度越快,起效就越快,普通制剂在相同给药剂量的条件下,曲线与横坐标轴所围成的面积越大,说明药物被吸收利用的程度越高。

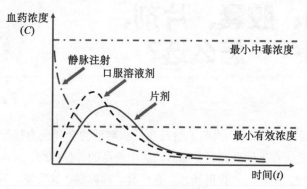

药物不同剂型的药物动力学曲线图

📋 二、片剂、口服溶液剂和注射给药的优缺点

口服溶液剂和普通片剂之间存在哪些差异呢? 研究人员进行过大量的对比实验,通过 24 小时血药浓度监测得出结论:只要两者的质量都是合格且可靠的,它们在体内的过程应无明显差异。然而,如果我们仅考虑给药初期的时间段,就会发现片剂的吸收存在滞后现象。溶液剂中的药物以分子或离子状态分散,口服后直接与胃肠道黏膜接触并迅速被吸收,给药初期的血药浓度较高;而片剂要经历崩解和溶出的过程才能进入吸收阶段,通常会滞后约 10 分钟。治疗普通疾病,每天需要给药 3 次,相对治疗周期而言,10 分钟是可以忽略不计的;但对于急症或突发情况,每一分,甚至每一秒都至关重要,那么这 10 分钟就可能具有决定性的意义。

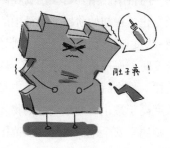

尽管口服溶液剂可能吸收快、起效快,但药效的持续时间可能不如片剂长,在贮存和携带方面也不如片剂方便,而且很多优质片剂的释放速度也十

分迅速。因此,除非紧急情况,我们无须过度关注几分钟的差异,根据实际情况选择合适的剂型即可。如果需要快速发挥药效,可以选择注射给药途径。注射给药,俗称"打针",是一种起效迅速的重要给药途径,常用于急救或无法口服药物的患者。常见的注射方法有静脉注射、皮内注射、皮下注射、肌内注射、关节腔内注射和脊髓腔内注射等。不同的注射方法会影响药物的吸收,产生不同的效果。普通患者家庭既没有注射使用的器械,也不具备注射的技术,是否需要注射治疗更不是患者能够自行决定的,应该由医生根据病情来判断。我们简单了解几种常见的注射给药方法。

1. 静脉注射 这种方法是将药物注入静脉血管,药物可直接进入血液循环。由于不存在吸收过程,相较于口服溶液剂作用更加迅速,生物利用度也非常高。除了注射器上的少量残留,绝大部分药物都能进入血液中。静脉注射后,体内的血药浓度迅速升至最大值,然后快速下降,常用于急症和重症等情况。

2. 静脉滴注 在生活中常被称为"点滴""吊瓶"或"挂水"。静脉滴注也是血管内给药的方式,其与静脉注射都兼有一定的风险,应尽量避免使用。现在有些患者经常主动要求静脉滴注,甚至认为医生不给予此项治疗就是不负责任。其实这种认知是错误的,无论是静脉注射还是静脉滴注,给药风险都高于其他给药途径数十倍,甚至更多,最主要的原因是药物直接进入人体内环境,会增加不良反应的风险。一方面,这种风险来自药物本身,如患者对药物过敏、药物本身质量不合格,或者制剂当中含有玻璃碎屑、不溶性微粒而在体内可能形成血栓;另一方面,输液使用的器具和配制过程容易使药物受到污染,导致患者感染。尽管制药企业和医院采取了严格的管理措施,仍然无法做到百分之百安全。因此,我们应该尽量遵循"能口服就不注射,能肌内注射就不静脉滴注"的原则,但必要时,也要接受注射的给药方式。药物动力学研究结果显示,静脉滴注形成的血药浓度与药物输入的速度成正比。简

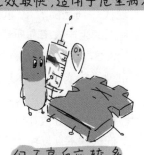

见效最快,适用于危重病人

但不良反应较多

单来说，输入的速度越快，药物在体内的浓度就越高。每种静脉滴注使用的药物都要经过研究和实验，再最终确定给药速度。例如，左氧氟沙星的静脉滴注速度不宜过快，每100毫升注射液的滴注时间不应少于60分钟，否则易引起低血压；复方氨基酸的滴注速度过快可能引起恶心、呕吐；克林霉素类的滴注时间应维持在1小时以上，否则可能引起静脉炎。由此可见，我们不能随意改变静脉滴注的速度，以免导致严重的不良反应。

3. 肌内注射　　即将药物注射到肌肉组织内，也较为常用。为了将碰到神经的风险降至最低，通常选择臀部肌肉作为注射部位，所以俗称"打屁股针"，也是我们儿时最害怕的注射方式。与血管内给药途径不同，肌内注射有一个吸收的过程，药物首先在注射部位的结缔组织中扩散，然后通过毛细血管进入血液循环。肌内注射的药物起效略慢于静脉注射，但比静脉注射更简便、更安全，疗效也更持久。

在比较了片剂、口服溶液剂和注射给药的优缺点之后，我们可以适当参照"能口服就不注射，能肌内注射就不静脉滴注"的准则，来规避治疗中不必要的风险。当然，在必须进行注射给药时，也不应该盲目拒绝。通过引入药物动力学的相关知识，相信大家已经理解了给药途径和剂型选择的依据与方法。在各种剂型之间其实不存在孰优孰劣，应根据疾病和患者的实际需求来进行选择。

第二节　片剂如何变化多端？

一、片剂的发展历史

现代片剂是随着19世纪40年代压片机的出现而兴起的，工业化生产使片剂的生产效率和质量得到了极大提升，推动了片剂在医药领域的广泛应用。20世纪，随着科技的不断进步，片剂的制备工艺和辅料不断创新，出现了包衣片、肠溶片等多种类型，不仅改善了药物的口感、稳定性，还能实现药物的定位释放。到了现代，片剂的发展更是日新月异，缓释片、控释片、分散片、口腔崩解片等新型片剂不断涌现，在提高药物疗效、降低药物不良反应、方便患者服用等方面发挥着重要作用，成为现代药物制剂中最常用的剂型之一。

二、片剂的分类

片剂在医药市场上占据的比例最大，根据结构、功能和使用方法的差异，可以分为普通片（素片）、包衣片、含片、舌下片、咀嚼片、分散片、泡腾片、缓释片、可溶片等。片剂的多样性不仅体现在名称和种类上，更在于其丰富的制药技术，而且每种片剂的使用方法和释药性能也大不相同。

三、各种片剂的优缺点

1. 普通片   是药物与安全无毒的辅料混合后制成的药片，用水送服即可。在服后 15 分钟以内，药片会崩解或分散，并在 30～90 分钟发挥作用。我们要明确的是，普通片是能够满足一般治疗需求的，且生产成本较低，与其他片剂相比更具有价格优势。

服用普通片后，药物在体内的血液浓度随时间的变化形成药物动力学曲线，就像一座起伏的山脉，每座山峰升高和下降的趋势均较为明显，最高峰和最低谷之间的差异较大，形成了所谓的峰谷现象。经过多次给药后，血药浓度会在体内达到稳定状态，并在一定范围内波动。接下来，我们以普通片为参照，进一步探讨其他片剂的特点和使用方法。

2. 包衣片   普通片容易受到空气、水分等因素的影响，且外表不够美观，为了保护药物、增加美观度，对普通片进行包衣处理就制备成了片剂的另一个种类——包衣片。包衣片是在普通片的表面包裹了一层材料，因此药物的释放速度会受到包衣层的影响。不同的包衣材料对药物的影响有所差异，普通薄膜包衣通常在 10 分钟以内崩解，糖衣稍慢，大约需要 15～30 分钟，此后药物的释放速度与普通片别无二致。但是，有一种带着特殊使命的包衣会对药物的释放产生很大影响，这种片剂就是肠溶包衣片。顾名思义，药物在胃液中不崩解，只有到达肠道后才会被溶解和吸

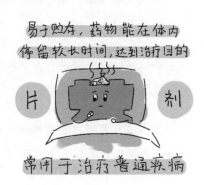

易于购存，药物能在体内停留较长时间，达到治疗目的

片   剂

常用于治疗普通疾病

收，兰索拉唑肠溶片和阿司匹林肠溶片都属于这种类型。把药物制备成肠溶包衣片的原因主要有两点：一是药物可能对胃部产生严重刺激，如阿司匹林及一些感冒药，不建议空腹服用；二是药物在胃部容易受到破坏，在肠道中释放和吸收可提高生物利用度。例如，红霉素在酸性条件下不稳定，会被胃酸破坏，而制成肠溶包衣片到达小肠后再释放可以确保疗效的发挥。

3. 缓释、控释片　　缓释片和控释片具有各自不同的特点。

（1）缓释片：具有缓慢释放的特性，优点在于可以使血药浓度保持平稳，避免陡峭的峰谷现象，同时能够延长药物在体内作用的时间，减少给药次数。相较于普通片剂，缓释片每天只需服用 1~2 次，不仅提升了患者用药的顺应性，也提高了安全性和有效性。当然，要实现这种缓释效果，必须应用特殊的材料和技术，所以价格也会略高。例如，卡托普利是一种血管紧张素转换酶抑制剂类的降血压药，对多种类型的高血压均有明显作用。普通片在服用后 1 小时内达到最高血药浓度，但作用时间较短；制成缓释片后，药物在体内的平均停留时间可延长近 1 倍，每天服用两次缓释片，完全可以替代一天服用 3 次的普通片。类似的例子还有硝苯地平和布洛芬等，制成缓释片后，明显延长了药物的作用时间，减少了给药次数。在制药技术方面，除了包衣能起到缓释作用外，使用其他技术也能达到同样的效果。例如，将药物分散在具有缓释功能的骨架材料中来实现药物的缓慢释放。

（2）控释片：其制备技术比缓释片更为复杂，包括时间控制型、速度控制型和部位控制型。

1）时间控制型片剂：在服用后药物不会立即释放，而是在预设的时间释放有效成分。这种剂型适用于治疗症状随时间推移而呈现节律性变化的疾病，特别是凌晨易发作的高血压和风湿病等。例如，有些患者的血压会在凌晨3点左右开始升高，需要服药控制。这个时间段患者正在熟睡，偶尔被打扰睡眠起床服药还可以坚持，但长此以往，可能会对患者的健康产生不良影响。在必须服药的前提下，时间控制型片剂正好可以解决这个问题。假设在睡前9点左右服药，5小时后药物开始释放，之后约半小时起效并持续作用一段时间，免除了患者在特定时间服药的困扰。这就是控制释放时间的时间控制型控释片剂。

2）速度控制型片剂：要求以零级速度释放药物，血药浓度更加平稳，作用时间更持久，给药次数可降到每天1次。例如，硝苯地平普通片每天需服用3次，缓释片每天服用2次，控释片每天只需服用1次。

3）控制药物释放部位的片剂：其特点是让药物到达或停留在指定部位释放。其中一种是采用漂浮或黏附的方法阻止药物迅速通过幽门进入小肠，停留在胃部缓慢释放来保持药效。还有一种是让药物到达小肠或结肠后，缓慢行进的同时释放有效成分。采用这种给药方式有两个目的：第一，起到局部治疗作用。例如，治疗胃部疾病的药物停留在胃部释放，可以直接发挥作用。有相关研究表明，用中药白及制成漂浮片作用于胃部，可以发挥白及保护胃黏膜的作用。治疗结肠炎等疾病的药物到达结肠后再释放，可避免药物在小肠内被吸收和破坏，还能保证药物在结肠中具有足够的浓度。第二，有些药物会被胃肠道的特定部位特异性吸收。例如，弱酸性药物易于在胃部被吸收；多肽/蛋白质类药物在结肠中破坏较少、吸收较为充分。控释片剂在有效性、安全性和使用频率等方面具有诸多优点，选购药品时不妨优先考虑。

4. 速释片　　舌下片、泡腾片、溶液片、分散片和口崩片等速释片剂与口服溶液剂的作用速度是相似的。

（1）舌下片：是指置于舌下能迅速溶化、经舌下黏膜直接吸收、产生全身作用的片剂，优点在于既能快速起效，又能避开肝首过效应。

（2）泡腾片：其含有的泡腾崩解剂是由碳酸氢钠和柠檬酸等有机酸组成的混合物，遇水会产生大量的二氧化碳气体，使片剂迅速崩解。使用时，将泡腾片放入适量的温水或冷水中，等待药片完全溶解、气泡消失后再饮用，特别适用于儿童、老年人和吞咽有困难的患者。泡腾片溶解于水再服用，实际上相当于服用了口服溶液剂。生产泡腾片需要特殊的材料、工艺和防止吸潮的优质包装，因此价格要高于普通片，贮存时也需注意控制环境的温湿度。其实，有一种制备工艺简单、价格实惠且疗效可靠的固体制剂——颗粒剂。板蓝根颗粒、午时茶颗粒、小柴胡颗粒等中药制剂几乎伴随着每个人的成长，为国人的健康保驾护航，为大家熟知并深受信赖。颗粒剂与泡腾片相似，都需要溶解后再饮用。

（3）溶液片：有一种需要溶解后使用的片剂是溶液片，使用前需加水溶解成溶液。根据用途不同，溶液片可用于口服、漱口、消毒和洗涤伤口等，如复方硼砂漱口片、滴鼻用安乃近溶液片等。

（4）分散片：是指在水中能够迅速崩解并均匀分散的片剂。当水温为20 ℃左右时，分散片在3分钟内可彻底崩解，分散后的颗粒能通过孔径为180微米的筛网，满足这些条件才能确保药物的快速吸收。与前几种片剂不同，分散片中的药物通常是难溶于水的。例如，大环内酯类药物阿奇霉素、罗红霉素及治疗原发性高血压的厄贝沙坦等在水中的溶解度较低，制成分散片可提高分散程度，增加有效溶出面积，进而加快药物的吸收速度。这类药物在水中分散后呈混悬状态，并不是澄清透明的，只需分散均匀后服用即可。有一些水溶性药物也被制成分散片的主要原因是溶解速度较慢，在分散技术的帮助下可加快药物的溶解，确保疗效。相对于普通片剂，尤其对含有难溶性药物的普通片剂而言，选择分散片可快速起效，同时也能增加药物的吸收总量。在使用方法上，分散片可以在水中分散后服用，也可以咀嚼或含服，应根据具体药品种类和用药目的来确定，因此要仔细阅读说明书并严格遵循医嘱。

（5）口崩片：是一种新型的口服制剂，可以在无水条件下，在口腔内快速崩解或溶解后随吞咽动作进入消化道。其中，有相当一部分药物可以通过口腔、咽喉和食管黏膜进入全身血液循环，提高了药物的生物利用度。与普通片相比，口崩片除了吸收迅速、起效快以外，最大的优点在于服用方便且患者的依从性高。正常人口腔内的唾液量一般为2～3毫升，就足以使其崩解或溶解，可想而知，其对制备技术的含金量是有一定要求的。口崩片被吞咽后，药物颗粒非常细小，可以均匀地被胃部吸收或嵌入胃黏膜，所以在胃肠道方面的反应较小，副作用也较低。目前，许多药物都已开发出口崩片剂型，如阿莫西林、格列美脲、布洛芬、盐酸西替利嗪、氯雷他定、颠茄等。

5. 含片　　是指含在口腔内慢慢溶化，发挥局部或全身治疗作用的片剂，常用于口腔及咽喉疾病的治疗，如复方草珊瑚含片、西瓜霜含片等。口颊片使用时将片剂贴在口腔黏膜上，药物直接经黏膜吸收，从而发挥全身作用，适用于肝首过效应较强的药物，但由于颊部的血管并不丰富，所以吸收速度远不及舌下给药。

6. 口腔贴片　　有一种与含片类似的特殊片剂是口腔贴片，具有局部治疗作用。使用时，将片剂贴在患处轻压10～15秒粘牢即可。常用的有治疗厌氧菌导致口腔黏膜溃疡的甲硝唑口腔贴片，以及治疗非感染性口腔黏膜溃疡的醋酸地塞米松口腔贴片等。

7. 咀嚼片　　除了含片和口腔贴片，咀嚼片也是消费者熟知的一种片剂。使用时，须在口中咀嚼后吞服。将难以崩解的药物制成咀嚼片可以促进药物吸收，提高药效。此外，咀嚼片中添加了蔗糖、薄荷和食用香料等成分，口感较好，更适合儿童服用。

8. 多层片　　是一种外观独特的片剂，由上下多层结构组成，每一层含有不同的药物或辅料，以避免复方制剂中不同药物之间的配伍变化，或达到缓释、控释的效果。多层片在外观上令人耳目一新，尽管其生产工艺并不比普通片剂复杂，但这种独特的外观比传统片剂更容易引起消费者的注意，也更利于商业宣传。过去就有企业将双层片作为产品的亮点之一来进行广告宣传。

每种片剂都有各自的优缺点，购买药品时应注意辨别，根据患者的病情选择合适的类型。虽然片剂的历史还不到 200 年，但其发展迅速，种类繁多，有速释、缓释、控释的片剂；有含服、吞服和咀嚼服用的片剂；还有释放部位在胃、小肠、结肠等特定位置的片剂。片剂的多样性确实使其具有变化多端的特点。但是在片剂出现之前，丸剂才是成药中能长久存放和方便携带的主要剂型。为什么传统的大蜜丸没有被现代的先进制剂所取代？在科技发展迅猛的现代社会，丸剂取得了哪些进步？又是如何与时代相融合的？

第三节　丸剂凭什么穿越古今？

🩺 一、丸剂的发展历史

自药物制剂问世以来，丸剂作为传统的中药剂型几乎一直伴随着医学的发展，是中医药最古老的剂型之一。对丸剂的记载可以追溯到春秋战国时期的《五十二病方》，其中详细记录了丸剂的命名、处方、规格、剂量及服用方法。经过历代中医在临床实践中的广泛应用，丸剂逐渐发展为种类繁多、制备精巧且理论逐渐完善的大剂型。宋代的《太平惠民和剂局方》收载了 788 个中药方剂，其中丸剂达 284 个，占比超过了 36%，居各剂型之首。金元时期出现了对丸剂包衣技术的记载，明代的朱砂包衣、清代的川蜡包衣技术都一直沿用至今，现在的七珍丸和梅花点舌丸仍在使用朱砂包衣。到了 20 世纪 80 年代，科技的不断进步推动了丸剂的种类变化与发展，也出现了新的丸剂种类。如今的丸剂家族不仅包括传统的蜜丸、水蜜丸、水丸、糊丸、蜡丸、微丸，还出现了滴丸和新型微丸。

二、丸剂的优缺点

现代社会对传统中医药持否定态度的人屡见不鲜，对传统剂型也抱有偏见，视其为落后陈旧的代表，更甚者用"黑大粗"来形容传统剂型的外观、用量和制备工艺。其实，他们的目的在于利用煽动性的言辞向人们灌输、强调纯化加工的重要性，为自己的产品宣传扫清障碍。大家切勿人云亦云，一定要真正了解中药的优缺点之后再做判断。

丸剂之所以能经历几千年而久盛不衰，是因为其在药物使用和疗效方面具有独特的优势。"丸药以舒缓为治"，传统丸剂在胃肠道中溶解缓慢，能逐渐发挥药效且作用持久。金元四大家之一的李东垣也认为："丸者缓也，不能速去病，舒缓而治之也。"所以，丸剂在临床上常用于治疗慢性疾病，更适合体弱多病或病后需调和气血的患者。再者，带有毒性或刺激性较强的药物，丸剂吸收缓慢可减轻副作用。中药并非没有毒性，如果使用不当一样会有危险，"纯中药制剂无毒副作用"的说法是没有科学依据的。古代医书《神农本草经》中有"药性有宜丸者"的记载；唐代中医典籍《玉函经》提出"丸药者，能逐风冷，破积聚，消诸坚痞"；北宋的《苏沈良方》中写有"大毒者须用丸"，这些都是方-证-剂对应思想的体现。最后，丸剂能掩盖异味，降低药物挥发性气味对服药的影响，缓解患者的排斥心理。现代丸剂还能快速发挥药效，如苏冰滴丸、速效救心丸等溶解快、起效迅速，可用于急救。当然，丸剂也有不足之处，传统丸剂的剂量偏大，有些丸剂的味道确实令人难以接受，好在这些药物大多被改良为浓缩丸、片剂或胶囊剂，不再难以下咽了。

三、丸剂的分类

丸剂的种类繁多，每种丸剂都有各自的优点。下面就来具体介绍各种丸剂的特点，作为大家区分和选择的一些参考。

1. 蜜丸　　是以蜂蜜作为黏合剂制成的丸剂。蜂蜜富含维生素、有机酸、无机盐等营养成分，中医认为其具有补中益气、润燥止渴、止痛解毒、缓和药性等作用。因此，调养脾胃、镇咳祛痰的药物常选择制成蜜丸。市场上的蜜丸分为大蜜丸和小蜜丸，区别仅在于大小不同。大蜜丸需要咀嚼，而小蜜丸可以直接用水送服。如果能接受药物的味道，小蜜丸咀嚼后再吞服效果更佳。

2. 水丸　　是将药材饮片细粉用水或黄酒等作为黏合剂制成的丸剂。水丸的颗粒小，表面光滑，便于吞服，药物释放速度比蜜丸快。水蜜丸与水丸相似，区别在于制丸时使用的黏合剂是否含有蜂蜜。

3. 浓缩丸　　是将药材饮片进行全部或部分提取浓缩后制成的丸剂，早在晋代葛洪的《肘后备急方》中就有记载。经过煎煮提取过程后，浓缩丸在贮存过程中不易发生霉变，但由于中药复方的组成成分比较复杂，可能会引起一些对热敏感的成分发生变化，相较于相同复方的蜜丸，某些成分的作用可能会增强或减弱，药效也会随之有所变化，某些作用可能会增强，而某些作用可能会减弱。因此，在选择时需要注意。

4. 糊丸　　是指药材细粉以米糊、面糊等作为黏合剂制成的丸剂。古人曾有"稠面糊为丸，取其迟化"的说法，糊丸的质地坚硬，在胃中溶解和释放药物的速度较慢，但药效作用持久，糊丸与水丸、水蜜丸等相同，在贮存时需注意防潮和防霉。

5. 微丸　　是指直径在 0.5～3 毫米之间的丸剂。随着科技的发展，这种小丸在释药系统中的优势逐渐显现。微丸尺寸小，可以直接服用，如六神丸，也可以作为制剂中间体用于填充胶囊或再次压片。微丸还可以制备成速释、缓释、控释制剂，通过调整不同药物的释放速度并按照一定比例混合，可以得到最佳的体内血药浓度曲线，从而获得最佳的治疗效果。虽然微丸在新药研发与临床应用方面越来越受到重视，但在医药市场上却一直默默无闻。人们只记得地尔硫䓬缓释胶囊这类以微丸为填充物或中间体的胶囊剂或片剂的名称，却不了解微丸的卓越贡献。

6. 滴丸　　是当代中药的新剂型。滴制法最早可以追溯到 1933 年，当时丹麦的制药企业使用滴制法制备维生素丸。1955 年，我国结合中药特点开始研究生产中药滴丸，目前已有大量的滴丸制剂上市，如苏冰滴丸、银杏滴丸、速效救心丸、藿香正气滴丸等。其中，不乏以药品身份进入国际医药市场的复方丹参滴丸等制剂。滴丸制剂最大的优点是起效快、生物利用度高，几分钟就能高效发挥作用。同时，科研人员也正在开发缓释滴丸，以实现药效的持久作用。

丸剂家族的成员众多，还有一种具有鲜明现代缓释制剂思想的古老丸剂——蜡丸。由于这种丸剂在生活中很少遇到，并且正逐渐被其他现代缓控释制剂所替代，这里就不多做介绍了。

以上这些丸剂以中药复方或提取物作为治疗的基础物质都是中成药，在使用时应注意中医的辨证思想，重视中药的不良反应和使用禁忌。例如，清开灵滴丸不适合治疗风寒感冒，高血压、心脏病患者要慎用；穿心莲内酯滴丸不适用于脾胃虚寒的患者，大便稀溏的患者慎用；麝香通心滴丸中含有有毒药物蟾酥，必须按照说明书规定的剂量服用或遵从医嘱。无论丸剂如何穿越古今，如何与现代技术相结合，用药的指导思想始终都是中医药理论，这一传承的本源是始终不变的。

为了适应市场环境、丰富产品剂型和提高竞争力，很多中药生产企业将传统的中药丸剂和散剂进行二次开发，制成了其他剂型无法超越的胶囊剂。下一节我们将继续探讨胶囊剂及其卓尔不群的优点。

第四节　胶囊剂如何海纳百川？

每种剂型都有自己的优势和特点，如片剂的灵活多变、注射剂的迅速有效、经皮贴剂的作用舒缓、软膏剂的温润柔和、凝胶剂的清爽透明等。唯有胶囊剂广阔的适用范围和多样性是其他剂型所望尘莫及的。

一、胶囊剂的发展历史

胶囊的雏形可追溯到古代，人们曾尝试使用动物膀胱等天然材料来包裹药物。1834年，胶囊制造机的出现推动了胶囊剂的工业化生产。1846年，硬胶囊剂在欧洲正式用于药品生产。1872年，软胶囊剂诞生。20世纪以来，随着科技的飞速发展，胶囊剂的材料、工艺不断改进和创新，出现了肠溶胶囊、缓释胶囊、控释胶囊等多种类型，能够更好地满足不同药物的释放需求，提高药物的疗效和安全性，在现代医药领域中占据着重要地位，广泛应用于各种疾病的治疗和预防。

➕ 二、胶囊剂的特点与技术优势

胶囊剂是将药物填装于空心硬质胶囊，或密封于弹性软质胶囊制成的固体制剂。胶囊剂备受青睐的主要原因是它具备以下诸多优势。

1. 隔离环境　　胶囊壳使药物与外界隔离，避免了水分、空气、光线对药物的影响，提高了药物的稳定性，还能掩盖药物本身的不良臭味，提高患者用药的顺应性。药品矫味需要使用特定的辅料和香精，包裹隔离衣成本高且费时费力，最简便直接的方法就是制备成胶囊剂，一举多得。

2. 起效快　　胶囊剂的起效速度快。大多数胶囊剂中的药物形态为粉末或颗粒状，制剂工艺相对简单，内容物质地疏松，在胃肠道中可以迅速分散、溶出和吸收，所以一般情况下的起效速度优于丸剂和片剂等剂型。

3. 液体药物固体剂型化　　胶囊剂还可以实现液态药物的固体剂型化。液态或含油量高的药物虽然难以制成丸剂和片剂等剂型，却可以制成软胶囊剂，将液态药物以个数计量，取用方便，最成功的案例就是鱼肝油软胶囊。现在很多保健食品都采用了软胶囊剂型，如卵磷脂软胶囊、深海鱼油软胶囊、DHA 软胶囊、牛磺酸软胶囊等。

4. 可实现缓释或定位释药　　胶囊剂可以实现缓释或定位释药。例如，将药物制成所需的缓释颗粒、缓释微丸或小片等装入胶囊中，以达到缓释延效的作用。消费者熟悉的康泰克胶囊就属于缓释颗粒胶囊，市场上还有罗红霉素缓释微丸胶囊、长春胺缓释微丸胶囊等。胶囊剂实现定位释药有两种方法：一种是使用肠溶性材料制成空心胶囊来装载药物，另一种是将肠溶材料制成的颗粒或微丸等装入胶囊，从而实现药物在肠道内的定位释放。例如，紧急避孕药左炔诺孕酮肠溶胶囊、奥美拉唑肠溶胶囊和兰索拉唑肠溶胶囊等都属于定位释放的胶囊剂。此外，一些胶囊剂还可以通过直肠或阴道给药来实现局部或全身治疗作用。蛋白质类、多肽类药物和用于治疗结肠疾病的药物，可以制成结肠靶向胶囊剂，以增加其吸收或直接作用于患处。例如，将治疗轻度和中度溃疡性结肠炎的柳氮磺吡啶制成结肠溶胶囊，药物就可以在病变部位释放而直接发挥治疗作用。

➕ 三、胶囊剂的分类与贮存

胶囊剂分为硬胶囊和软胶囊，这两种胶囊的外壳大多由以明胶和甘油为主的辅料制成，易受到温度和湿度的影响。如果贮存环境过于干燥，很容易发生龟裂和减重；如果相对湿度过高，又可能发生软化变形等情况。因此，存放胶囊剂要选择适宜的温度和环境。

四、胶囊剂的使用

绝大多数胶囊剂都是口服给药，服用时切不可干吞，以防胶囊附着在食管上。食管的分泌液会溶解胶囊壳，使之释放出药物，导致局部药物浓度过高从而对食管造成伤害，甚至引发黏膜损伤和溃疡。研究表明，很多食管或贲门部位的严重疾病都源于这样不经意的反复刺激和损伤。因此，在服用胶囊时，务必随水吞服并注意避免水温过高，以免影响胶囊中药物的释放。

正确服用胶囊剂的方法是先喝少量的水润滑胶囊壁，然后大口喝水顺势吞下胶囊，最后还要喝足量的水确保胶囊进入胃里。另外，服用胶囊剂时必须整粒吞下。有些患者担心胶囊壳对身体有害，服药前会剥去胶囊壳。其实这种做法是错误的，胶囊壳不仅可以掩味，还能保证药物剂量的准确性，特别是缓控释胶囊剂，如果去掉胶囊壳会影响缓释或控释功能的发挥，导致药物释放过快，影响服药的安全性。

第五节 什么是一致性评价?

消费者在购买药品时，经常会发现一种药品出自很多不同的生产厂家，如尼群地平片有180个厂家生产，复方茶碱麻黄碱片有179个厂家生产。究竟哪个厂家的药品质量好、疗效佳呢？

不同厂家生产的同种药物制剂其疗效确实可能存在差异。虽然按照药品质量标准来检测制剂的外观和药物含量等指标都是合格的，但疗效为什么不尽如人意呢？评价药物制剂的质量有两类指标，一类是外在指标，包括外观、硬度、含量和有无沉淀等。外在指标可以反映药物制剂的质量，但不全面，可以说是判断药物制剂质量优劣的必要非充分条件。如果这些指标不合格，药物制剂就一定不合格；如果这些指标合格，也不代表疗效好。另一类是内在指标，包括生物利用度、生物等效性，以及药效学和毒性反应等。对内在指标的评价成本高、耗时长,不可能对每批药品都进行验证,因此才需要建立相应的、能够在一定程度上反映药物真实品质的相关评价指标。例如,对药品的溶出度和释放度结合外观、含量测定等指标进行质量控制。既然综合评价方法可以准确地评价药品质量,为什么疗效还会存在差异呢? 了解生物利用度和生物等效性是解开这些疑问的关键。

一、评价药品内在质量的指标

生物利用度是指药物被吸收进入体循环的速度和程度,可分为绝对和相对两种概念。绝对生物利用度是指药物吸收进入体循环的量与给药剂量的比值,简单来说就是所用的药物被机体吸收的量。通常认为静脉给药制剂的生物利用度为 100%,因此可以以静脉给药制剂为参比来获得这个相对量。假如服用 100 毫克的药物,其中有 80 毫克进入了体循环,那么绝对生物利用度就是 80%。相对生物利用度,也称为比较生物利用度,是以其他非静脉给药制剂为参比获得的药物吸收进入体循环的相对量,是同一种药物、不同制剂之间比较吸收程度和速度而得到的生物利用度。

生物等效性是指在相同试验条件下,不同的药物制剂给予相同剂量时,反映其吸收程度和速度的主要药物动力学参数不存在统计学差异。简而言之,它们的药物动力学曲线在整体形状上应该非常相似,就像一对如出一辙的孪生兄弟。通常,生物等效性试验采用生物利用度研究的方法,以药物动力学参数为指标,按照预先设定的等效标准和限度进行比较研究。如果两种制剂所使用的辅料本身不会导致有效性和安全性等问题,那么生物等效性研究是证明它们在治疗效果上是否等同的最佳方法。

生物利用度和生物等效性都是评价药物制剂质量的重要参数。生物利用度反映了药物活性成分进入体循环的相对量和速度,是新药研发过程中选择给药途径和确定用药方案的重要依据之一。而生物等效性则是通过比较不同制剂在预先设定的等效标准和限度下的表现,来判断其一致性。生物等效性研究对于判断仿制药能否替代已上市药品也同样重要。

在新药研发阶段,为了确保处方和工艺的合理性,需要综合考虑生理因素、药物因素等对生物利用度的影响。虽然辅料通常是相对安全无毒的,但可能会影响药物的释放或吸收速度。例如,20 世纪 60 年代澳大利亚发生的苯妥英钠中毒事件，就是因为辅料中的乳糖增加了药物的吸收量而导致患者中毒的。此外，制剂工艺的差异也会对药品质量产生影响，如干燥、灭菌的温度和时间，以及粉碎程度和片剂压力等。开发药物新剂型需要进行生物利用度研究以确定处方的合理性，与原剂型进行比对确定给药剂量，并通过生物等效性研究证实新剂型是否与原剂型具有等效性。例如，当一种药品从丸剂或胶囊剂改制成片剂时，不能简单地将药物与辅料压制成片状，必须通过生物等效性实验证明其改变的合理性，以及变化后是否成功。在仿制已有的国家标准药品时，可以通过生物等效性研究来证明仿制药是否具有与原研药相同的治疗效果，能否进行替代使用。此外，药品获批上市以后，如果处方的组成成分、比例或工艺发生变更，也要根据变更的程度来确定是否再次进行生物等效性研究，以判断药品变更后是否仍具有同等疗效。对于以提高生物利用度为目的的新制剂研发，则需要进行生物利用度研究，以掌握变更前后的变化。

以上内容涉及一定的专业知识，消费者若能了解这些基础概念，对理解药品之间的内在质量差异也会略有帮助。

二、仿制药

我国是仿制药大国，很多药品有数百家企业在同时生产。为了确保消费者用药的安全有效，2016 年 3 月，国务院办公厅印发了《关于开展仿制药质量和疗效一致性评价的意见》，要求化学药品新注册分类实施前批准上市的仿制药，凡未按照与原研药品质量和疗效一致原则审批的，均须开展一致性评价。

仿制药是相对于原研药提出的概念，原研药是原创性新药，而仿制药则是原研药的仿制品。虽然"仿制"一词可能令人联想到山寨，但实际上这种仿制是合法的，是被法律允许、接受，甚至鼓励的。2018 年 4 月，国务院办公厅在《关于改革完善仿制药供应保障及使用政策的意见》中提出了 15 条改革措施，从促进仿制药研发等方面积极推动我国向制药强国跨越。国外也同样鼓励研发仿制药，这是由于仿制药上市后，原研药和仿制药为了争夺市场份额会争相降低药品价格，因此大大降低了医疗成本，使患者和政府双方受益。在美国，每年被批准上市的处方药有 90% 是仿制药；日本政府为了削减医疗保险支出，规定仿制药的使用比例应达到 80% 以上。

三、进行一致性评价的原因

影响药品质量的因素有很多，仿制药生产企业可以仿制原研药的处方和质量标准，但不可能完全复制其生产工艺，所以很可能存在疗效差异。原研药的疗效是经过临床试验证明的，为了证明仿制药的疗效与原研药一致，生产企业就需要提供相应的证据。

证明与原研药具有同等疗效最可靠的方法是进行生物等效性试验。那么仿制药在上市前没有进行过该试验吗？为何上市后才进行此项工作？原因是早年间仿制药的注册审批过程的确没有该要求，现在国家正在积极推进这项工作，现在已经有很多仿制药完成了一致性评价，也就是说这些仿制药与原研药是基本上具有相同疗效的。当一致性评价工作全部完成，消费者就再也不用担心所购买的药品其疗效可靠与否了。

当然，并非所有国产仿制药的质量都不可靠，我国的优质仿制药在国际市场上也获得了良好的口碑。消费者应该以发展的眼光看待仿制药，对国产药品行业报有信心，我国已经重新确立了规则，可以放心使用仿制药。

05
如何正确使用药品？

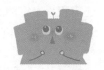

第一节　片剂为何不能随意掰开吃？

一、缓释、控释片不能掰开服用

　　国家开展医药科普行动以来，很多人了解了根据缓释与控释的原理，缓释、控释片是不能掰开服用的，那么不能掰开的原因是什么呢？

　　缓释、控释片可以分为膜控型和骨架型两类。膜控型缓释、控释片是包衣片的一类，通过包裹特殊材料的衣膜使药物在指定部位溶解，如肠溶片，或通过衣膜上的小孔来实现对药物释放速度的调控，使药物直接作用在胃肠道的特定部位，或增加药物在特殊部位的吸收，或保证体内的血药浓度更加平稳，实现治疗效果的提升。正是因为这样的调控释放原理，如果掰开服用会破坏包衣层，片剂当中含有的药物就会蜂拥而出，再加上缓释、控释制剂含有的药物量比普通制剂更大，掰开服用会导致用药的安全性失去保障。虽然不是所有的包衣片都具有缓释或控释作用，但患者仅通过外观无法区分哪些是普通包衣片，哪些是缓释、控释包衣片，如果药品名称没有明确标明是哪种片剂，而患者却将缓释、控释片当作普通片掰开服用，就可能会导致严重的后果。

　　骨架型缓释、控释片是将药物与不溶于水的骨架材料混合制成的片剂，患者服用后药物缓慢地从骨架材料的孔隙中向外迁移释放，从而实现缓释与控释作用。药物在释放的过程中，既可能是通过完整片剂或碎裂开的大块碎片向外释放，也可能是由较小的颗粒向外释放，但不论是哪种情况，将缓释、控释片掰开服用都会增加固体和液体界面之间的有效接触面积，导致药物的扩散速度提高，改变药品固有的药物释放过程，用药的安全性也会下降。

普通消费者很难分清手中的缓释、控释片是哪种原理，药品名称和说明书也不会详细标明，如果想具体区分，不仅要系统地学习专业知识，还需积累一定的经验。所以，普通消费者不必大费周章地研究片剂中药物释放的原理，不掰开服用即可。

二、可以掰开服用的片剂

有些片剂表面刻有"一"字或"十"字样的纹路，这是否意味着提示消费者可以将药物掰成二分之一或四分之一来服用呢？

药品市场上很多片剂的表面上都印压有"一"字或"十"字样的纹路，如复方磺胺甲噁唑片（复方新诺明片）、对乙酰氨基酚片（扑热息痛片）等。有些患者看到这样的纹路，很容易错误地认为这种片剂可以掰成二分之一或四分之一来服用。实际上，仅有个别药品表面的纹路是为了方便患者掰开调整剂量而设计的。药品生产企业之所以会在一些片剂表面压出"一"字或"十"字样的纹路，主要有两方面原因：一是通过差异化设计使片剂更易于识别或增加美观度，方便消费者记忆，在一定程度上显得"更有"科技含量，利于消费者再次选择购买。二是增加药品与溶出介质（水）的接触面，缩短崩解释放时间，从而使药物尽快起效。

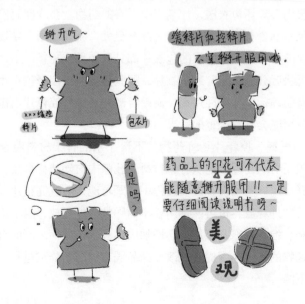

因此，不能简单地通过药品有无纹路来判断能否掰开服用，能掰开使用的片剂可能会有压痕，但是有压痕的片剂不一定都能掰开使用。但是鉴于消费者无法准确辨别片剂的种类，除了之前内容介绍过的普通片（素片）以外，建议大家在一般情况下不要掰开服用。若是老年人和儿童需要用药剂量调整时，必须仔细阅读药品说明书中的【用法用量】，或听从医生和药师的建议，具体问题具体分析。

第二节　如何选择服药时机?

饭前服用药物指的是饭前 5 分钟? 30 分钟? 还是 1 小时? 什么是顿服? 一天服用几次药物最科学?

正如本书序言中所述，疾病的治疗效果不仅取决于准确的诊断和药物选择，还要依靠正确的使用方法，如果使用不当，再精准的诊断和药品选择都无法发挥应有的治疗效果。口服是最常见的给药途径，为使药物发挥最大疗效、减少或避免不良反应的发生，口服药物的时机通常分为清晨、餐前、餐后和空腹等。之所以要选择合适的服药时间，主要是因为每种用药方法与药物的吸收和作用机制密切相关，这些因素直接影响着药物在体内的血药浓度和药效强弱。因此，在用药过程中需要特别注意以下几个方面。

一、选择合适的服用时机

不同的服药时间，如饭前、饭中、饭后或空腹服药，药效的强弱可能产生很大差异。药品说明书中所说的"饭前"指的是进餐前 30 分钟；"饭后"指的是进餐后 10～30 分钟，"饭中"指的是随餐服药，"空腹服药"强调的是胃里没有食物，一般指餐后 2～3 小时服药，且服药后再保持空腹状态至少 1 小时。这几者之间的区别在于胃里食物多与少的状态。

适合饭前服用的一般是治疗胃肠道疾病的药物，如氢氧化铝凝胶等保护胃黏膜的药物、小檗碱等抗肠道感染药、奥美拉唑和潘多拉唑等减少胃酸分泌的质子泵抑制剂，以及需要快速经过胃部进入小肠吸收的药物。原因是在空腹状态下，药物能够更好、更直接地起到局部治疗作用；药物能不受食物干扰，快速通过幽门进入小肠，在小肠内具有较高的局部浓度，进而增加被动扩散机制有效成分的吸收。空腹服药强调的也是如此，但需要延长空腹状态持续的时间，以保证药物的吸收和治疗不被干扰。例如，鞣酸蛋白，空腹服用后迅速通过胃部到达小肠，遇到碱性的小肠液分解出鞣酸，使肠黏膜表层的蛋白质凝固形成一层保护膜，减少渗出，减轻刺激及肠蠕动，有收敛、止泻的作用。用于治疗妇女绝经后骨质疏松症的阿仑膦酸钠，主要在小肠内吸收，但吸收较差，生物利用度仅约为 0.7%，而且食物和矿物质等影响其吸收，因此建议使用 200 毫升的温开水送服以保证药物的溶解，并确保 30 分钟以内不要进食。

从减小药物刺激的角度来说，大多数未指明具体服用时间的药品都可选择饭后服用。优点是可以避免药物对胃黏膜的刺激，缓解胃肠道反应，特别适用于会在消化道产生剧烈不良反应的药物，如抗菌药克拉霉素、阿奇霉素等，服用后可能产生恶心、呕吐、食欲减退等副作用，饭后服用就可以避免或减轻这类反应。其他类似的情况还有非甾体抗炎药物阿司匹林、二氟尼柳、贝诺酯、对乙酰氨基酚、吲哚美辛、尼美舒利、布洛芬、双氯芬酸、甲氯芬那酸、甲芬那酸等。从增加药物吸收量的角度来说，有些药物在饭后服用可促进吸收，如伊曲康唑、维生素 C、维生素 B_2 等，原因是这些药物的吸收依赖肠道当中的特殊转运体，而这些转运体的数量有限，且大多存在于小肠上半段，药物与食物混合后可以降低流经特殊吸收部位的浓度，进而延长吸收时间，增加药物的吸收总量。另外，一些药物在饭后服用有助于加速溶解，如灰黄霉素，食物中的脂肪可以促进其吸收。

饭中服药主要强调的是药物与食物混合，除了维生素类药物以外，还有助消化类药物，如胃蛋白酶合剂、多酶片、山楂制剂等也需要随餐服用，主要起到补益和帮助消化的作用。

对于一些随时间推移而呈节律性变化的特殊疾病，用药需符合时辰药理学的规律。例如，具有抗炎和免疫抑制作用的泼尼松、泼尼松龙、地塞米松等糖皮质激素类药物，可将每天的剂量于早上 7 点钟左右服用（顿服），这是因为体内相应的激素分泌呈昼夜节律性变化，在早上 7～8 点达到高峰，药物产生的抑制作用最轻，副作用也最小。适合清晨服用的还有降血压药、利尿药和驱虫药等。睡前服药指的是睡前 15～30 分钟服用，如催眠药、平喘药、抗过敏药等。服用抗过敏药后易出现嗜睡、困乏等症状，所以睡前服用更安全，且有助于睡眠。

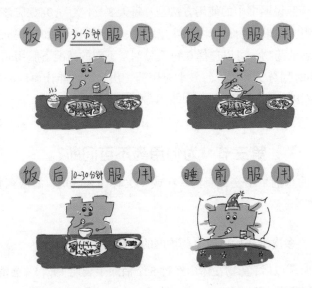

顿服并非表示每顿饭后服药，而是指一次性服用，如果没有说明单位时间内的用药量，则表示在一次服用后经过一段时间再酌情给药；若指定了单位时间内的用药量，则表示将单位时间内的用药量一次性服用。如"一日 2 片顿服"表示一天的用药量为 2 片，需一次性服下。

另外，还有一些特殊的用药情况需谨慎对待，例如，退热药对乙酰氨基酚和布洛芬要在体温超过 38.5 ℃时才能服用，而且服药的间隔时间不得少于说明书中的规定。

二、每天服药的时间划分

药品说明书的【用法用量】项下都会说明药品的使用方法，如每天 3 次，每次几粒。为了方便记忆，患者一般会选择早、中、晚 3 次服药，这样做实际只划分了白天的 12～14 个小时而忽略了夜晚的时间，还可能与三餐的时间重合，影响药物的吸收。把服药时间都安排在白天不仅会造成药物在血液中的浓度过高，给机体带来危害，而且会导致夜晚达不到所需的血药浓度，起不到治疗作用。因此，服药时间的正确划分方法是将

24 小时平均分为 3 段，每 8 小时服药 1 次，可以将服药时间安排在早上 7 点、下午 3 点和晚上睡觉前（9～10 点）。

有些药品说明书中的使用方法是"每天 3～4 次"，究竟应该服用 3 次还是 4 次呢？如果药物在体内消除速度快、半衰期短，如一些抗生素或毒副作用强烈的药物，可以选择在每天总剂量不变的情况下服用 4 次，也就是将 24 小时划分为 4 段，每 6 小时服药 1 次。尽可能让血药浓度保持在较小的范围内波动，保证疗效的同时减小毒副作用。

第三节　为何用药不可间断？

每天的总剂量不变，服药 3 次或 4 次有什么区别？漏服药物以后还能补救吗？

一、多次给药后体内血药浓度的变化

单次服药以后，药物在体内经过 5 个消除半衰期（$t_{1/2}$）[1] 会消除 97%，经过 7 个消除半衰期才能基本完全消除。实际的临床治疗过程往往需要多次给药，每次给药的间隔时间通常为 6～12 个小时，所以前一次服用的药物还没完全消除就会迎来新一批的药物分子进入体内。因此，用药初期的血药浓度会随着给药次数的增加而一次比一次升高，直至达到最高血药浓度，整体呈现出缓慢爬升的趋势。

经过几次给药以后，体内的血药浓度会达到较高的水平。由于体内的药物消除速度与当时的药物量或浓度成正比，血药浓度越高，药物消除的速度就越快，所以当血药浓度升高到一定程度时，药物消除的速度也会相应加快到与药物吸收的速度相等。此时，体内的血药浓度会保持在一定范围内波动，下图是口服给药等有吸收过程的稳态血药浓度变化图。静脉滴注是恒速给药，血药浓度变化曲线是一条平滑的抛物线，而对于有吸收过程的口服给药来说，药物每次进入体内的速度是变化的，因此会呈现出峰与谷的波动，但是二者的整体趋势相同。

1　药物的消除半衰期是指药物在人体内浓度下降一半所需要的时间，半衰期越长，药物在体内留存的时间就越长，药效或毒性作用的时间也越长。

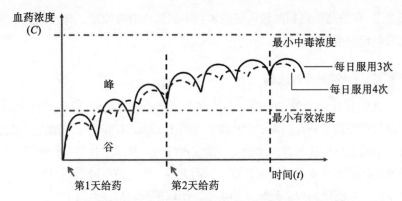

日服总剂量不变、给药次数不同时的血药浓度变化情况比较图

口服给药的稳态血药浓度的高低与每次服药的剂量和时间间隔有关。如果每天总的给药剂量没有上限，单次剂量越大或间隔时间越短，稳态血药浓度就越高；如果限定了每天总的给药剂量，增加单次剂量并相应延长间隔时间，最终的稳态血药浓度不会变化，但峰-谷的波动程度会增加。例如，每天用药12粒，分3次或4次服用的稳态血药浓度是一致的，变化趋势也完全相同，区别在于稳态血药浓度波动的最高值和最低值之间的差距不同，后者的曲线变化更加平缓，血药浓度波动也更小。对于治疗窗（最小有效浓度和最小中毒浓度之间的范围）窄的药物来说，波动范围变大可能会导致血药浓度的最大值超过最小中毒剂量而导致中毒反应，或最小值低于最小有效浓度而达不到疗效。例如，地高辛，在给药初期就需要进行血药浓度检测。

一般情况下，按照上市药品说明书所描述的剂量、次数和时间用药，稳态血药浓度都在治疗窗范围内，即最小有效浓度和最小中毒浓度之间。所以，日剂量不变，每天服药3次或4次的效果是一样的。

如果每天用药的总剂量不变，服药2次，或者5次、6次是否可以呢？答案是否定的。首先，总剂量不变，服用次数越少，血药浓度的波动越明显，用药安全性就会降低。其次，不科学的时间分布，不仅会影响患者的正常作息时间，还会因为给药剂量过小而严重降低肠腔内和血液中药物的浓度差，最终影响吸收效果（90%以上药物的吸收与浓度差有关，浓度差越大，吸收越快，吸收总量越大，体内药物浓度越高，如盐酸西地那非）。在给药的最初阶段可能根本达不到最小有效浓度，导致用药几乎无效而延误治疗。

二、按照疗程服药

药物在体内的浓度呈现动态的变化规律，可以很好地解释为什么要按照疗程服药。只有药物浓度在体内缓慢上升到治疗所需要的浓度并且保持在一定范围内波动时，才能充分地发挥疗效。如果不按照疗程用药，血药浓度就会起伏不定，时而有效，时而无效。血药浓度降低后需要连续几次用药，才能重新回升到原来的水平，所以用药时应注意以下几点。

1. 不可随意更换药品　　有些患者在治疗疾病时总希望立竿见影、药到病除，几次用药不见效就换药。这样做不但不利于疾病的治疗，反而可能延误而加重病情，或者出现药物不良反应。其实，除了急救用药等少数药物能立即见效以外，大部分疾病的治疗都有一个循序渐进的用药过程，一般为 3～5 天，也有超过 1 周见效的，还有一些特殊药物需要 1～2 个月才能见效，如抗抑郁类药物。

2. 严格按照说明书中的使用方法或医嘱服用药物　　药物的使用剂量和用药间隔时间都是根据大量的临床试验数据确定的，而且每种药物各不相同，随意加减服药剂量或改变用药时间对治疗疾病都是非常不利的。

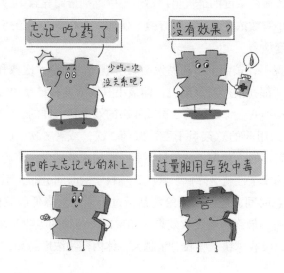

三、忘记服药的补服方法

日常生活中，老年人记忆力减退、年轻人工作繁忙，漏服药物时有发生，是否需要补服则要根据具体情况而定。如果发现漏服的时间处于两次用药间隔时间的一半以内，应当按照原剂量立刻补服；如果超过了间隔时间的一半，一般不需要再补服。补服药物后，下次服药应保证时间间隔，以免造成体内药物浓度过高，增加不良反应发生的风险。此规则适用于大多数非处方药和部分处方药，但降血压药、降血糖药等要根据具体情况采取相应的措施。

四、停止用药

按照说明书使用药物，病情好转后应该何时停止用药呢？人们都知道长期用药会增加不良反应的发生率，所以一些患者在病症缓解后会立即停药。很多药物可以这样停药，但有些特殊药物在长期服用后，突然停止使用可能引起原有疾病的复发或"反跳"，严重者甚至可能导致死亡。所服用的药物能否直接停服应遵从医嘱，在医生或药师的指导下减量或停服，避免骤然停药而产生严重后果。不能随意停止使用的药物有降血压药、降血糖药，还有糖皮质激素类药物泼尼松、地塞米松等。

第四节 吃药姿势影响疗效与用药安全？

一、食管的生理特点

食管是咽部与胃的贲门相连的一条细长管道，长约 25 厘米，具有蠕动功能，是食物进入胃部的通道。正常情况下，液体食物从咽部到达胃的贲门所需时间约为 4 秒，固体食物为 6~9 秒。食管有三处生理狭窄，吞服时若角度不合适，异物易在此滞留而造成刺激，就可能导致疾病。研究证明这些位置是食管癌的多发部位，尤其是临近贲门的第三处生理狭窄。

二、口服药物的正确姿势

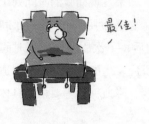

直立或端坐服药

最佳!

在服用大多数口服药物时，建议采用直立或端坐的姿势，有助于药物顺利通过食管进入胃肠道。卧病在床的患者如果仰卧服药，容易使药片或胶囊黏附在食管壁上，药物释放出来会刺激食管黏膜引发炎症，甚至溃疡，四环素、维生素C、硫酸亚铁等药物就很容易引起食管损伤。仰卧位服药还可能延迟药物进入胃肠道而影响疗效。因此，患者可以在他人的帮助下坐起服药。老年人由于唾液分泌减少，吞咽胶囊或药片会更加困难，可在服药前先漱口或服用少许温水湿润咽喉，然后再将药物放在舌的后部，喝水送服，切不可平躺服药，服药后也不要立即卧床休息，应该稍加活动。

服药姿势有讲究，姿势不对会直接影响药效的发挥，甚至对身体造成伤害。有很多患者在服药时习惯猛仰脖子、猛吞药，这种服药动作是不可取的，很容易发生呛水，特别是老年人和儿童。呛水是由于水进入气管所致，出于本能反应，人呛水后会剧烈咳嗽，这对健康人来说并没有什么危险，但是患

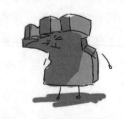

吞咽胶囊剂时可略低头

有气管炎、肺气肿等疾病的老年人很可能会出现胸闷、憋气等一系列呼吸困难的症状，严重的还会导致大脑暂时性缺血而出现意识丧失，也就是咳嗽性晕厥。所以，吃药时最好动作慢一些。此外，胶囊剂的密度一般比水小，在口腔中会漂浮于水上，越是仰头，胶囊距离咽部就越远，反而难于吞咽。因此，服用胶囊剂时，喝水后应略微低头，吞咽后还要保证足够的饮水量，避免胶囊剂黏附于食管狭窄处。

三、特殊药物的服用姿势

刺激食管的药物应采用直立姿势服用。有些药物停留在食管会刺激

或灼伤食管黏膜，引起溃疡等。例如，治疗骨质疏松的双膦盐酸类药物需用 200 毫升的水送服以确保其进入胃中，且服药后仍要保持上身直立半小时以上。如果患者躺着服药，食管处于水平状态，极不利于此类药物通过，滞留在食管中的药物会引起食管溃疡。而在服用治疗消化道溃疡的药物后则需静卧 1 小时以上，并根据溃疡的部位不同采取相应的卧位姿势。这样既可以减慢药物排空的速度、延长药效，又能减轻对胃黏膜的刺激、提高治疗效果。例如，治疗胃底部后壁溃疡时，服药后最好仰卧；治疗胃体后侧壁溃疡时，服药后宜采用左侧卧位。

缓解心绞痛的硝酸甘油舌下含服片属于急救类药物，经舌下黏膜吸收，药效发挥十分迅速。如果患者站立含服，可能会引起直立性低血压，导致头部一时供血不足而晕倒，用药时最好采用半卧位。这种姿势可以使回心血量减少，有利于快速缓解心绞痛，又可避免发生低血压等危险。另外，哌唑嗪、特拉唑嗪等药物用于治疗高血压时，容易引发

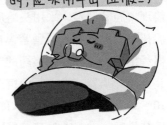

服用易引起直立性低血压的药品或服用速效安眠药时，应采用半卧位服药

直立性低血压，在首次给药或加大剂量时，应端坐服药后立即躺下。服用咪达唑仑、唑吡坦等起效快的安眠药时，应该在睡前坐位服药后躺下。

幼儿在服药时应尽量予以安抚引导，最好不要强行灌药。必须灌服时，可以将幼儿抱在怀里，把头偏向一侧固定住，用手捏住幼儿的下巴使嘴巴张开，然后用小勺紧贴嘴角将药物缓缓倒入，等其完全咽下后再松手。切不可鲁莽行事，否则药物容易误入气管，引起呛咳，还可能导致窒息。

第五节 特殊剂型如何使用?

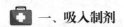 **一、吸入制剂**

吸入制剂是指原料药物溶解或分散于合适介质中，以蒸汽或气溶胶

形式递送至肺部来发挥局部或全身作用的制剂，包括吸入气雾剂、吸入粉雾剂、供雾化器用的液体制剂和可转变成蒸汽的制剂，具有起效快、定位准确和分布均匀等优点。例如，治疗哮喘的气雾剂，其中的药物粒子可以直接到达肺部，吸入 1～2 分钟就能见效。吸入制剂一般存放于不透光的密闭容器中，能防止与氧或水分接触，避免被微生物污染，从而保证药物的稳定性，而且使用后无首过效应，还可应用定量技术实现准确的剂量控制。但是这类制剂的包装容器和给药装置成本都比较高，另外，如果患者使用不够熟练，吸入药物的方法不当，可能达不到预期的治疗效果，还会增加不良反应发生的概率。所以，使用方法也很重要。

雾化吸入给药的方法简单，无须患者特殊配合，但装置较大且不便携带，一般在医院或家中使用。使用定量气雾剂和干粉吸入剂时，要先清理口腔和咽喉，采用头略后仰的姿势缓慢地将肺内空气尽量呼出。然后摇匀药物把吸入器紧紧含在口中，屏住呼吸，用食指和拇指紧按吸入器释出药物，并配合喷药的节奏缓慢地深吸气，最好大于 5 秒钟。有的装置带蜂鸣器，没有听到笛声则表示未将药物吸入。紧接着，屏住呼吸10～15 秒钟使药物充分分布到下呼吸道，以达到良好的治疗效果。最后缓慢呼气，盖上喷口，再用清水漱口，去除上咽部残留的药物。不管哪一种定量吸入装置，核心的操作方法都是如此，只是装置结构略有不同。

二、滴鼻剂

滴鼻剂是直接滴入鼻腔内而发挥局部或全身治疗作用的制剂，无首过效应，具有吸收起效快、生物利用度高、使用方便等优点，还可将药物顺利递送至脑部。使用滴鼻剂之前，应先清除鼻腔内的鼻涕和脏物，然后可采取仰头位和侧头位两种姿势。

仰头位：患者仰卧，肩下垫枕垂直后仰或将头悬于床沿，鼻孔向上，将药液滴入鼻孔内，一次 2～3 滴。侧头位：头部偏向一侧，肩下垫枕，将药液滴入下方鼻孔 2～3 滴。这两种姿势滴药后，头部都要保持后仰的姿势 10～15 秒，同时用鼻子轻轻吸气 2～3 次。如果滴鼻剂是混悬液，需摇匀后使用。滴鼻后如果药液流入口腔，应将其吐出。

三、滴耳剂

使用滴耳剂时，患者头部应略微倾向一侧，抓住耳廓轻轻拉向后上方使耳道变直，滴入药物后稍事休息 5 分钟再更换另一只耳朵，最后用少许药棉塞住耳道。滴耳后要注意是否有刺痛或烧灼感，如果情况严重，应停止用药并及时到医院就诊。需要特别注意的是，耳聋或耳道不通不宜使用滴耳剂，耳膜穿孔的患者也不能使用。

四、滴眼剂

清洁双手后，头部后仰，眼向上望，轻轻拨开下眼睑，使之与眼球之间形成一个小小的囊袋，将滴眼剂滴入囊袋，一次 1～2 滴即可。滴药时，滴管口应距眼睑 2～3 厘米，勿接触眼睑或睫毛，以防受到污染。滴药后，闭眼休息 1～2 分钟，用药棉或纸巾擦拭眼睛周围溢出的药液。可以用手指轻轻按压眼内眦、鼻梁外侧，以防药液通过泪管流走、降低眼内局部药物浓度或引起其他不良反应。

使用滴眼剂时应注意：如果眼内分泌物过多，应先清理干净；同时使用 2 种以上的滴眼剂，需要间隔 10 分钟以上；使用阿托品、毛果芸香碱等有毒性的药液时，滴药后必须压迫泪囊区 2～3 分钟，以防药液由泪管流入泪囊和鼻腔，经黏膜吸收后引起中毒反应；如果是感染性疾病，一般先给病情较轻的一只眼睛用药；滴眼剂开启后，不可连续使用超过 1 个月，若药液出现混浊或变色，不论时间长短都不可再用。白天宜使用滴眼剂，可反复多次，临睡前应用眼膏剂涂敷，可延长药物在局部的滞留时间。

五、眼膏剂

与滴眼剂相比，眼膏剂在用药部位的滞留时间长、药效持久，可以减轻眼睑对眼球的摩擦，有助于角膜损伤的愈合。但使用后有油腻感，而且会在一定程度上引起视力模糊，更适合睡前使用。使用眼膏剂前要清洁双手，头部后仰或平躺，眼睛向上看，轻轻拉开下眼睑使其呈囊袋状。另一只手挤压眼膏剂尾部，使眼膏呈线状溢出，将约 1 厘米长的眼膏挤入下眼袋内，注意管口不要接触眼球或眼睑。用药后轻轻按摩 2～3 分钟以增强疗效，眨眼数次使眼膏分布均匀，然后闭眼休息 2 分钟。与滴眼剂相同，多次开管或使用超过 1 个月的眼膏不可再用。滴眼剂和眼膏剂的用药部位特殊，对卫生级别的要求非常高，属于无菌制剂，也正因为如此，其他的软膏剂不能随意用于眼部。

六、凝胶剂

凝胶剂不宜用在皮肤破损处，使用时可用手指轻轻涂抹并反复摩擦直至均匀，应避免与眼睛及其他黏膜接触，如口腔、鼻腔黏膜等。口服凝胶剂使用前要充分摇匀。

06

服用药物要注意哪些问题？

第一节　水果对药物有影响？

水果不仅美味可口，而且有益健康，可以为人体补充必要的维生素、矿物质、碳水化合物等营养物质。但是水果对一些药物却不太友好，轻则可能降低药效，重则可能使毒性加剧，甚至危及生命！

人人喜爱的水果为什么会对药物产生影响？如果我们从水果的成分上来分析，就不难发现确实如此。首先，味道较酸的水果会在一定程度上改变胃肠道的 pH，影响在酸性条件下不稳定的药物在胃肠道中的吸收。其次，有些水果所含的成分会使人体内药物代谢酶的活性降低或升高，导致药物代谢减慢或加快，影响体内的药物浓度，产生不良反应或失效。最后，水果中含有的钙、镁、铁等矿物质不利于药物吸收，还有可能是药物降解的催化剂，如喹诺酮类药物等。所以，为了避免各种情况干扰用药效果，建议服药 2 小时后再吃水果。

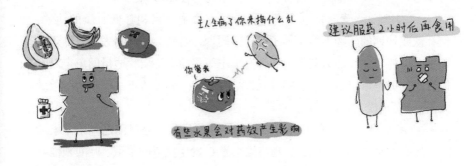

🧰　一、不同水果对药物的影响

1. 葡萄柚　　　也称作西柚，富含维生素 C，且无钠、低脂、高钾、高叶酸，具有一定的食疗作用。大量实验研究证明，葡萄柚含有的呋喃香豆素类化合物可以抑制肠道中药物代谢酶——细胞色素 P450 3A4 酶（简称 CYP3A4）的活性，使借助这种酶代谢的药物在肠道内的吸收增加，导致血液中的药物浓度升高。不仅如此，葡萄柚汁对 CYP3A4 的影响时间较长，抑制作用不会立即消失，建议口服药物治疗的患者在服药前 72 小时和服药后 6 小时内避免或谨慎食用葡萄柚。不能与葡萄柚一起服用的药物有他汀类降脂药辛伐他汀、洛伐他汀、阿托伐他汀等，如果同服可能引起肌痛、肌炎及横纹肌溶解症等。葡萄柚还会影响二氢吡啶类钙拮抗剂降血压药，如非洛地平、硝苯地平、维拉帕米、地尔硫䓬等；此外，胃肠动力药西沙必利、抗组胺药阿司咪唑、免疫抑制剂环孢素和他克莫司等药物都不能与葡萄柚同服；还有镇静催眠药地西泮（安定）、咪达唑仑等，同服后可能引起眩晕和嗜睡，高空作业者和司机在用药期间需要特别注意。总而言之，只要是经 CYP3A4 代谢的药物，都应该避免在胃肠道和葡萄柚相遇。

药物通过何种酶代谢，可以查阅药品说明书中【药代动力学】项下内容。另外，CYP3A4 是人体内分布最广、含量比例最高的药物代谢酶之一，很多成分都是这种酶的代谢底物[1]，如我们常用的大环内酯类抗菌药克拉霉素和阿奇霉素，以及很多中药材当中的有效成分都需要借助这种酶进行代谢。但目前的研究结果表明，葡萄柚对 CYP3A4 的抑制作用仅限于胃肠道，不涉及其他组织器官，也不受给药途径的影响。

2. 柿子　　营养特别丰富，具有补充微量元素和降低血压的功效。但补铁或补钙的药物不能与柿子或柿饼同食，否则会使药物失效。柿子吃起来有点涩口，是因为其果肉中含有单宁等多酚类物质，适量的单宁对人体有益，但是单宁易与铁、钙等元素结合，使人体无法正常吸收这些微量元素，还会引起肠胃不适。

3. 猕猴桃　　含有丰富的维生素 C 和纤维素，是目前已知维生素 C 含量最高的水果之一。因此，易与维生素 C 发生反应的茶碱、叶酸和维生素 B_{12} 等药物应尽量避免与猕猴桃同食，否则会影响药物吸收。维生素 C

1　代谢底物：被特定代谢酶催化并发生生化学反应的化合物，可以是药物、内源性物质或外源性物质。

还会使磺胺类药物在酸性环境中的溶解度大大降低，容易在泌尿系统形成结晶。所以在食用猕猴桃以后，服用易被维生素 C 影响的药物要间隔 2 小时以上。此外，药物动力学研究表明，家兔体内的维生素 C 可以加快阿司匹林的吸收，使其提早达到治疗浓度，从而加快药效的发挥。

4. 香蕉　　含有浓度较高的钾离子，在服用利尿药等会提高人体血液中钾离子浓度的药物后，再吃香蕉可能导致高钾血症，在某些情况下会对心血管等系统产生抑制作用，出现较为明显的感觉麻木、肌肉麻痹、嗜睡乏力等症状。

二、水果的中医药性分类

从中医角度划分水果的属性，可以分为寒性、温性、热性三类。

1. 寒性水果　　主要有香蕉、梨、柿子、山竹、猕猴桃、奇异果、椰子、圣女果及西瓜等各种果类。食用寒性水果有助于解燥热、清热火，对面红目赤、牙龈肿痛、口干渴、小便短赤、大便燥结、舌红苔黄等实火病症有一定的缓解作用，实热体质的人可适当多吃。通常，实热体质的人夏天代谢旺盛，交感神经占优势，出汗多，经常脸色通红、口干舌燥、易烦躁、易便秘，夏天特别喜好冰凉的饮食。需要注意的是，肠胃功能较弱的老年人和儿童不适合吃寒凉水果，如果确实很想吃，可以在午饭后或晚饭前少吃一些，不可过量。

2. 温性水果　　其性平和，体寒、体热的人食用都不会有剧烈的不良反应，大家经常食用的有苹果、葡萄、甘蔗、百香果、柠檬、菠萝、橄榄、番石榴、杧果等。

3. 热性水果　　主要有荔枝、桃子、龙眼、樱桃、大枣、榴莲、橘子等。有一定温热补益的作用，可祛寒补虚、消除寒症，增加人体热量，促进人体能量代谢，更适合虚寒体质的人食用。虚寒体质的人一般气虚脾虚，基础代谢低，体内产生的热量少，即使在夏天也手脚冰凉。这类人群的脸色较苍白，而且很少口渴，也不喜欢接触凉的东西，包括吹空调冷气等，适合多吃一些热性水果。

如果从药性出发，正在服用温、热药物的患者应避免同食寒性水果；反之亦然。

第二节　餐饮食材会影响药物疗效?

中餐的食材丰富多样,烹饪方法各有不同,有些食材当中的成分可能会导致用药的安全性降低,严重的甚至可能引起中毒!因此,如果正在服用某些药物,就应该注意食材的选择,适当控制饮食。

一、纳豆

纳豆富含多种维生素,其中的维生素 K 在肝脏中易与凝固因子生成酶结合,从而竞争性地抑制华法林与凝固因子生成酶的结合,减弱华法林的抗凝血作用,导致药物失效。华法林可防止血栓的形成与发展,适用于防治血栓栓塞性静脉炎,降低肺栓塞的发病率和死亡率,还能减少风湿性心脏病等静脉血栓的发生率,是心肌梗

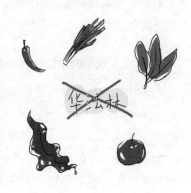

死的辅助用药。因此,服用华法林期间应尽量避免食用含有大量维生素 K 的食物。我们常吃的食物很多都富含维生素 K,除了纳豆,还有苹果、辣椒、菠菜、韭菜、海藻类食品和动物内脏等。

二、高蛋白质食物

高蛋白质食物会阻碍某些药物的吸收。例如,蛋白质分解后产生的中性氨基酸可抑制左旋多巴的转运吸收,导致治疗帕金森病的疗效降低,

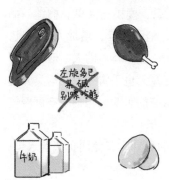

与左旋多巴具有类似结构的降血压药甲基多巴也同属这种情况。在药物消除方面,长期食用高蛋白质食物会影响药物的代谢和排泄。例如,在服用茶碱(治疗支气管性与心源性哮喘的药物)的同时,进食高蛋白质食物会加快茶碱在肝脏的代谢,使其半衰期缩短 30%～40%。因此,为了保持有效治疗的血药浓度,服用茶碱时应避

免摄入高蛋白质食物，否则药物疗效就会大打折扣。而减缓药物在体内消除的情况，要考虑药物在体内消除的快慢对其体内蓄积和使用安全性的影响。例如，长期食用大量瘦肉等高蛋白质食物会降低抗痛风药物别嘌呤醇在肾脏的清除率，使血药浓度大幅度升高几十倍。

三、高脂肪食物

高脂肪食物会增加灰黄霉素等强亲脂性药物的体内吸收。亲脂性强的药物与高脂肪食物在胃肠道中相遇时，会增加药物在食物中的溶解度，脂肪还会促进胆汁的大量分泌，而胆汁中具有表面活性的物质能增加药物在肠腔内的溶解度，使其更好地与小肠黏膜上皮细胞接触而被吸收。另外，食物中的脂肪含量高会减慢胃排空速率，在多重作用下可促进增加药物的吸收。

有些药物增加吸收量对疗效有益，而有些药物则会增加毒副作用。除了灰黄霉素，服用维生素 A、维生素 B、维生素 E、维生素 K、双香豆素、卡马西平、维 A 酸、螺内酯等药物时，可适当吃一些脂肪含量高的食物。但是，在服用治疗缺铁性贫血的硫酸亚铁时，应控制高脂肪食物的摄入，否则会影响铁的吸收。因此，服药期间"忌食生冷、油腻的食物"是有道理的，一定要按照医嘱和药品说明书来调整饮食。

四、盐等调味料

摄入过多的盐不利于控制血压，服用降血压药、利尿药、肾上腺皮质激素等药物时，应控制盐的摄入量。糖也会影响很多药物的吸收，或阻碍药物的吸收、降低疗效，或增加药物的吸收，严重的还可能导致中毒。现代研究发现，糖会影响药物在肠道内的吸收途径与速率，这里的糖不仅指蔗糖和砂糖，还包括葡萄糖、乳糖、聚糖，以及木糖醇、山梨糖醇、三氯蔗糖等各种代糖。因此，在没有明确说明服用某药物可以同时食用糖的情况下，切记"吃

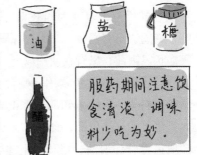

服药期间注意饮食清淡，调味料少吃为妙。

药不吃糖"，更不能用糖水送服药物。

读到这里，读者朋友们也不必过度担忧！其实，大多数食物对药物的影响并没有上述内容那样严重。首先，虽然食物对特定药物的影响确实存在，而且误服的后果也比较严重，但并不是所有的药物都会被食物影响，大家只要注意服药禁忌就可以了。食物中影响药物作用成分的含量通常不会很高，如葡萄柚和纳豆这些食物并不多见。其次，很多影响机制尚不明确，还有待进一步探索和证明。因此，要辩证地对待食物对药物的影响，不可盲目轻信传言，但是对于已经指出有明确研究结论的，也一定要引起重视。

建议大家在日常生活中做到以下两点：一是健康搭配饮食，不挑食，养成良好的饮食习惯才能摄取充足的营养，不要人云亦云，刻意少吃或多吃某些食物；二是遵从医嘱，仔细阅读药品说明书，了解服用药品的注意事项，如果有明确的"忌口"，应该严格执行。

第三节　饮酒、饮茶对药物有何影响？

一、必须忌酒的药物

酒对人体的心、肝、脑都会产生刺激和伤害，对一些患者或正在使用某种药物的人来说，还会严重影响药物作用，甚至威胁生命。服药期间必须禁止饮酒的药物如下：

1. 抗菌药　生活中常用的抗菌药，如青霉素类、头孢菌素类，以及甲硝唑、替硝唑、呋喃唑酮、氯霉素等都会影响乙醇的正常代谢，引起双硫仑样反应，表现为四肢无力、嗜睡、眩晕、幻觉、头痛、恶心、呕吐、胸闷、全身潮红、虚脱、惊厥，甚至出现血压下降、呼吸抑制、休克等症状。因此，患者在使用以上药物前2日应禁酒，且用药后1周应避免饮酒。还要注意避免食用一些含有酒精成分的食品，如酒心巧克力、含酒精饮料等。除了熟知的藿香正气水、药酒以外，有些药物也含有乙醇，如氢化可的松注射液，含50%乙醇，心脑血管药物去乙酰毛花苷注射液、洋地黄毒苷注射液、尼莫地平注射液等，含有10%～20%的乙醇。使用这些药物期间，也应避免使用可导致双硫仑样反应的药物。

那么"酒量大"的人服用以上药物是否可以饮酒呢? 答案是: 这类人群与老年人、儿童及肝病患者相比，更容易发生双硫仑样反应，千万不可大意!

2. **解热镇痛药**　如果在服用阿司匹林、布洛芬、对乙酰氨基酚、双氯芬酸、吲哚美辛、氨基比林及其复方制剂等常用的解热镇痛药后饮酒，会损伤胃肠黏膜，甚至引起消化道溃疡或出血。虽然对乙酰氨基酚本身对胃肠道的刺激较小，但其代谢产物具有一定的肝毒性。乙醇可诱导增强肝药酶 CYP2E1 酶的代谢活性，进而在代谢对乙酰氨基酚时产生更多的毒性产物，造成对肝脏的损害。

3. **镇静催眠药**　饮酒后服用镇静催眠药会明显加重药物对中枢神经的抑制作用，引起嗜睡、昏迷、呼吸衰竭，甚至导致死亡。因此，服用地西泮、硝西泮、氯硝西泮、氟西泮、三唑仑等镇静催眠的药物期间严禁饮酒。

4. **降血糖药**　具有降血糖作用的甲苯磺丁脲、氯磺丙脲等药物也会抑制乙醇的代谢，引起双硫仑样反应。另外，乙醇与胰岛素及二甲双胍等口服降血糖药合用时，会引起头昏、心慌、出冷汗、手发抖等低血糖反应，严重者可发生低血糖昏迷。

5. **抗过敏药**　乙醇可增强氯苯那敏、赛庚啶、苯海拉明等第一代抗组胺药物的中枢抑制作用，引起嗜睡、精神恍惚、昏迷等症状，应避免同时服用。而西替利嗪、氯雷他定等第二代抗组胺药物虽然在治疗剂量下的中枢抑制作用较弱，不会强化乙醇的作用，但也应该避免酒后服用。

另外，随着实验室与临床研究的不断开展，可与乙醇发生相互作用的药物种类也有新的发现，除了上述在生活中常见的五类药物以外，还有抗精神病药、降血压药、抗癫痫药、抗心绞痛药、止血药、利尿药等。因此，普通消费者在不明确药物与乙醇是否会相互影响的情况下，建议"用药不饮酒"。

二、饮茶对药物的影响

茶叶含有咖啡因、茶碱和可可碱，具有一定提神醒脑的作用。茶叶中含有大量的多酚类物质，可与酶制剂结合，还能使生物碱、无机碱和重金属盐沉淀。因此，服药期间喝茶可能会影响药物的疗效或增加副作用。例如，诺氟沙星、培氟沙星、环丙沙星等喹诺酮类抗菌药物与茶碱和咖啡因具有相同的分子结构单元，代谢途径相似，这些药物在体内与茶碱和咖啡因相遇时，会影响彼此的代谢速度，使血药物浓度升高、半衰期延长。

多酚类物质对药物的影响十分广泛，例如，与胃蛋白酶、乳酶生、胰酶、多酶片等酶制剂中的蛋白质牢固结合，会阻碍药物的吸收；与阿莫西林、红霉素、氯霉素、林可霉素等抗生素，以及磺胺类抗菌药物发生络合，会导致药物吸收减少而失去抗菌活性，增加毒副反应；与硫酸锌、葡萄糖酸锌、硫酸亚铁、富马酸亚铁等金属类药物，以及洋地黄苷类、麻黄碱、奎宁等生物碱类药物结合，会生成难以溶解和吸收的沉淀物，甚至使药物变性、失活而影响疗效。此外，单胺氧化酶抑制剂、抗痛风药等也会和茶发生作用，严重影响服药的有效性和安全性。

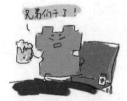

服药期间摄入酒精有时可导致严重不良反应

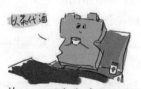

茶叶中所含茶碱、鞣质等也会严重影响药物安全性

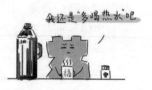

第四节　吸烟对药物的影响有多大？

吸烟对药物的影响虽然不至于像双硫仑样反应那样可能致命，但是也危害极大。烟草中含有 4 000 多种成分，许多成分都有害身体健康，如烟碱、煤焦油、环芳香烃、一氧化碳等，其中烟碱是烟草中的主要生物碱。烟碱本身就具有较大毒性，所幸吸烟时绝大部分会在燃烧中被破坏，但仍然有少部分会进入体内，对机体及药物作用产生影响。

烟碱会诱导肝脏中药物代谢酶——CYP1A 的活性增强，使借助这种酶代谢的药物其代谢速度加快，导致血药浓度和疗效降低。易受到影响的药物有抗凝血药华法林、肝素，抗心律失常药利多卡因、美西律，以及平喘药茶碱等。据文献报道，吸烟人群体内茶碱的消除速度比不吸烟者快3倍，而且即使戒烟2个月后也很难改变这种情况。吸烟与不吸烟的人比较，前者体内维生素C的量要低30%。吸烟还会延缓服用 H_2 受体阻断剂（如西咪替丁）患者胃肠道溃疡的愈合，加重胃肠道出血。此外，服用西咪替丁、雷尼替丁等药物会使尼古丁的清除率降低；中枢兴奋药咖啡因、麻醉药丙泊酚等也会受到吸烟的影响，而导致药效降低。

　　不吸烟的人喝咖啡，不仅因为咖啡好喝，而且可以提神；而对吸烟的人来说，喝咖啡几乎没有提神效果，就纯粹只是品尝咖啡的美味了。吸烟会加快很多药物的消除，导致疗效下降，如麻醉药。烟草含有的4 000多成分当中，有不少成分都会加快药物的消除，所以就医时务必如实告知医生自己的生活习惯，包括吸烟、饮酒、饮茶等。即使医生没有问，为了自己的用药安全和有效也应主动提及。

我含有大约4000种成分（大部分为有害成分），其中烟碱能加快药物成分的代谢速率

　　长期吸烟的患者如果在用药阶段戒烟，一定要咨询医生或药师，以便调整所用药物的种类及用药剂量。如果是患有哮喘、糖尿病、胃病、结核病、心血管等疾病的患者，还需密切观察是否出现由于药物浓度增加而产生的副作用。这是因为在吸烟时期为了达到药效，用药剂量可能会较正

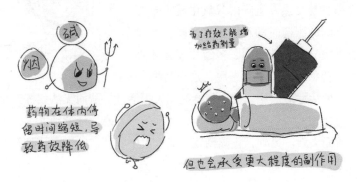

药物在体内停留时间缩短，导致药效降低

为了疗效只能增加给药剂量

但也会承受更大程度的副作用

常剂量大；戒烟后，缺少了肝药酶诱导剂，体内药物的代谢速度逐步恢复正常水平，用药剂量就需要相应减少。

吸烟会使大部分常用药物疗效下降，因此需要增大吸烟患者的用药剂量，才能达到预期的疗效。而大剂量的药物给患者带来经济负担的同时，也会增加毒副作用，最好的办法还是积极戒烟。

第五节　饮水也会影响药物疗效与安全性？

水果、酒、茶会影响药物的吸收和代谢，导致药效的强度与毒副作用发生变化，不能用来送服药物，那么可以用奶类饮料服药吗？牛奶中含有大量的蛋白质和脂肪，药物的理化性质不同，受到的影响也不同。有的药物会被吸附而阻碍吸收，有的则会经特殊转运通道而增加吸收。前文介绍过的灰黄霉素如果用牛奶送服，血药浓度会增大 3 倍，而且牛奶的浓度越高，增加的血药浓度也越高。另外，牛奶中含有的乳糖也会增加一些药物的吸收。与之相反，青霉素类、头孢类、四环素类药物如果用牛奶送服，吸收量则会明显减少。所以，服药时不能用奶类饮料送服，只有温开水是不二的选择。

🩺 一、水温对药物的影响

送服药物时，水温适宜很重要，最好是30 ℃左右的温开水。有些药物对温度较敏感，水温过高会导致药物损失。多数维生素类药物都容易受热发生降解或氧化反应而失去活性，因此服药时的水温不宜过高。干酵母、益生菌、复合消化酶、多酶片等含有活性菌类的药物也应用温水送服，这类药物中

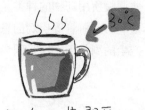

的酶是一种活性蛋白质，受热就会凝固失去活性，从而无法发挥助消化的作用。与之相似的还有一些活疫苗，如预防小儿麻痹症的糖丸等，遇热就会被灭活而失效。另外，止咳糖浆、清热类中成药、胶囊剂药品等均不能用热水送服。

📋 二、服药应注意饮水量

饮水量是促进药物溶出、吸收与消除的重要因素，保证服药的饮水量包括两个方面：一是送服药物时的饮水量，二是服药期间的日常饮水量。

200～2000毫升

对食管有刺激性的、易引起结石的药物 建议 200～2000毫升以上（每日）

关于服药饮水量的一般描述是"一杯水"，随着国家对科学用药的重视，越来越多的制药企业在药品说明书中明确对饮水量的要求：不少于150毫升或不少于200毫升。服药时保证足够的饮水量主要是为了帮助药物快速、充分地溶出和释放，促进药物吸收并发挥疗效；或增加药物的分散程度，减小对胃肠道的刺激。特别是在服用对食管和胃部有刺激的药物时，至少要保证200毫升的饮水量，且需分少量多次饮用。服用阿仑膦酸钠、帕屈膦酸二钠、氯屈膦酸二钠等特殊药物后，还需保持上身直立30分钟以上。另外，这些药物在治疗高钙血症时可导致水、电解质紊乱，应注意补充液体，使每天的尿量达2 000毫升以上。

服药期间保证充足的饮水量是促使药物在体内顺利消除的关键，主要体现在两个方面：一是饮水量不足使尿量减少，药物在原尿中的浓度增大，肾小管的重吸收作用增强，药物就会重新回到体内。如果给药的间隔时间不变，则会导致血药浓度升高，不良反应增强或损害肝脏等器官。二是由于原尿中的药物浓度升高，会在肾内或输尿管中析出形成结石，如苯溴马隆、丙磺舒、别嘌醇等排尿酸药，利托那韦、茚地那韦、奈非那韦、安普那韦、伐昔洛韦等蛋白酶抑制剂，以及磺胺类药物等，在治疗期间每日的饮水量应保证在2 000毫升以上。

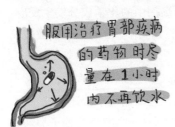

服用治疗胃部疾病的药物时尽量在1小时内不再饮水

与上述情况相反，有些药物为了保证治疗过程中的局部浓度，反而需要少喝水，如治疗胃部疾病的药物，以及保护胃黏膜的硫糖铝、果胶铋等，服用后1小时内尽量不要喝水，避免保护层被水冲掉。

|07| 如何正确使用中药？

第一节　如何正确煎服中药？

汤剂，又称煎剂，是中医临床治疗中最常见的用药形式，主要为口服，也可用于洗浴、熏蒸或含漱等。口服汤剂的吸收速度快、起效迅速，可以精准地满足每位患者在疾病不同阶段的具体治疗需求，尤其适合病证复杂多变的情况。然而，如果消费者需要自己煎煮汤剂，其制备和服用方法的正确与否会直接影响疗效。因此，正确煎服中药是疾病治疗中非常重要的环节。

一、正确煎煮中药

煎煮中药前，一般将适当加工过的中药饮片置于合适的容器中，加入足量的水浸泡，然后加热至沸腾并根据药材的质地保持微沸一段时间，使药效成分溶解或分散到水中。煎煮完成后分离药液，再重复煎煮2～3次至药液味道变淡，最后将药液合并、浓缩至指定浓度即可。在煎煮操作过程中，要注意以下细节：

1. 煎煮容器的选择　　汤剂中所含的中药成分丰富，有些容易被金属离子催化发生化学反应。因此，容器的材质对保证药效至关重要。传统的中药煎煮多用砂罐、陶罐类，原因有两方面：一是传热缓慢，温度相对稳定；二是此类容器的化学惰性好，不会与汤剂中的化学成分发生反应，不影响药物疗效。此外，家庭煎煮中药还可以选用优质的不锈钢或玻璃器皿。

2. 饮片清洗　　中药煎煮所用的饮片都是经过加工处理的，通常不需要清洗。如果有些饮片看起来确实比较脏，可以用清水快速漂洗一下，切勿浸泡冲洗，以防饮片中的水溶性成分流失或一些细小的种子类药材

（如车前子、决明子等）被水冲走。

3. **煎煮用水**　　古人不仅重视中药材的质量，还十分注重制药过程中用水的品质和特点，对煎煮用水极为讲究。例如，《本草纲目》中记载了十余种不同的水，并详细描述了各种水在中药配制中的应用。现代煎药一般使用自来水，但自来水中含有用来消毒的氯气，会破坏药材中的一些成分，因此可以静置半小时去除氯气。

另外，中药煎煮切忌直接使用热开水，这是因为热开水会使药材中的蛋白质迅速凝固，形成一层难以渗透的硬壳，妨碍饮片中有效成分的溶出。

4. **煎煮前浸泡**　　在煎煮前适当浸泡饮片，可以帮助药材更好地吸水膨胀，有利于中药有效成分的溶出。浸泡的水量不宜过多，一般建议高出药材表面 2～3 厘米，或用手轻轻按压，水面刚好覆盖住手背即可。对于吸水能力较强的饮片（如花类、草本植物等），如果浸泡后水位下降，可以再添加适量冷水，使水位恢复到初始高度后进行煎煮。一般的浸泡时间为 20～30 分钟，若有特殊要求，医生会给出具体说明。

5. **煎煮次数**　　一剂中药通常煎煮两次，然后将煎好的药液混合均匀后分次服用，但是也取决于药材的具体状况。

6. **煎煮火力和时间**　　中药煎煮一般先用大火煮沸，即所谓的"武火"，后用小火，即"文火"来保持微沸状态，使药材中的有效成分充分溶出，避免药液过度蒸发或药材成分被破坏。具体的煎煮时长根据饮片性质及治疗需求而定。例如，煎煮治疗感冒的中药时，药液沸腾后一般再煎煮 10～15 分钟即可；治疗慢性病的补益药则宜慢火久煎，微沸时间可延长至 40～60 分钟。通常第二次煎煮的时间要略短于第一次。

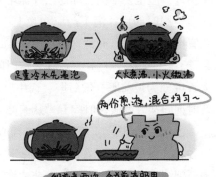

足量冷水先浸泡　　大火煮沸，小火微沸

两份煎液，混合均匀～

一般煎煮两次，合并煎液服用

🧰 二、特殊药物的煎煮方法

1. **先煎**　　在同一处方中，有些药材质地坚硬或含有难溶性成分，需要提前煎煮一段时间，如矿物药、动物骨骼或甲壳类药材等。另外，有些药材通过延长煎煮时间可以降低潜在的毒性，也要提前进行煎煮。

2. 后下　　与先煎相反，薄荷这类含有较多挥发性成分的药材不宜长时间煎煮，当其他药材临近煎煮完成时，再加入这类药材短暂煎煮即可。这种煎法主要是为了避免长时间煎煮导致有效成分的损失。

3. 包煎　　有些中药疏水性强、密度小、粒径小，在煎煮过程中易被溶散而导致煎煮不充分或煎煮后过滤困难。可以使用干净的纱布或丝绸单独包起来，再与其他药物一起煎煮以保证药效。

4. 烊化　　煎煮一些胶类中药时，需先放入碗中蒸，待胶溶化后搅拌均匀，每次服药前与煎煮好的汤剂按照比例趁热混匀，再行服用，如阿胶、鹿角胶、龟胶等。

在中药煎煮的过程中温度较高，易出现剧烈沸腾现象，如果不随时查看，则极易发生危险，处理不及时还会造成燃气泄漏、火灾等严重事故，因此务必"煎药不离人"。另外，药煎好后应及时过滤取汁，切勿等待完全冷却或静置过久，防止已溶出的中药成分再次析出、沉淀而影响疗效。

📋 三、正确服用中药汤剂

1. 服药时间　　大多数药物空腹时服用的生物利用度最高，中药也不例外，但也要根据实际的治疗需求来决定服药时间。例如，驱虫药宜在清晨空腹时服用；泻下药应在晚上（17～19点之间）服用；调理脾胃的药宜在饭前服用，而消食药在饭前或饭后都可以服用；安神药在睡前服用最佳。除一些特殊药物建议在规定时间内服用以外，一般药物的服用时间大致可分为饭前服、饭后服、饭中服和空腹服，建议在医生开具处方后，及时询问适宜的服药时间并遵从医嘱。

2. 服药剂量　　服用中药汤剂时，通常将一剂药分为两份，分别在早餐和晚餐后服用。有些健康专家则建议将一剂药分为三等份，早、中、晚分别服用以达到更平稳的血药浓度。如果病情比较急重，必须由医生来调整用药剂量，切不可自行增加药量。

3. 服药温度　　大多数中药方剂应趁汤剂温热时服用，有些方剂为了更好地发挥清热、泻火、解毒或祛暑的疗效可以冷服。冷服可强化方剂的寒凉性质，更有效地对抗体内过盛的"热"和"火"。例如，清营汤、白虎汤、清瘟败毒饮和龙胆泻肝汤本身就含有较多寒凉性质的中药成分，冷服可以更好地清除体内的热毒，调节过旺的肝火。

根据中医的辨证理论，疾病发展的不同阶段应采取与之相应的服药方法。例如，病情为真热假寒时，应选用寒性药物热服的方法；而在真寒假热的情况下，则应选择热性药物冷服的方法。如果不遵循这些指导原则，可能会出现服药后呕吐的现象，在中医里被称为"中药格拒现象"，会影响药物并使之无法发挥应有的疗效。此外，对于老年人、儿童、孕妇及长期患病而导致体质虚弱的人群来说，应采用温服或热服的方法，避免冷服，以防损伤脾胃功能、引起腹痛等问题。

4. 注意事项　　服用中药期间，为了避免干扰药效发挥或使病情恶化，除适当控制食量外，还需注意清淡饮食，忌食生冷、辛辣、油腻的食物，以及浓茶等。情绪刺激也会干扰身体的正常生理机能，加重脏腑负担，应尽量避免情绪的大幅度波动。在服用治疗感冒的解表药物后，饮用一碗热粥有助于促进轻微排汗；服用泻下药后，要注意避免摄入生冷、油腻或难以消化的食物。

第二节　哪些中药不宜同时服用？

在中医药的广袤世界里，由于药物之间存在药性冲突，会互相抵消药效或产生不良反应，因而要避免同时使用。早在《神农本草经》中，就有"勿用相恶、相反者"的记载。被大家广泛认可的中药配伍禁忌主要有"十八反"和"十九畏"。"十八反"是指十八种药物两两相反，合用会产生毒性或减弱疗效。"十九畏"则是在十九对药物中，一种药物会使另一种药物的毒性增强或疗效降低。"相反"和"相畏"的配伍关系都可能导致药效减弱或产生有害的副作用，因此在实际应用中要避免这些配伍禁忌。

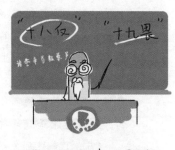

中药材需要合理配伍

十八反歌诀：本草明言十八反，半蒌贝蔹及攻乌，藻戟遂芫俱战草，诸参辛芍叛藜芦。

十九畏歌诀：硫黄原是火中精，朴硝一见便相争。水银莫与砒霜见，狼毒最怕密陀僧。巴豆性烈最为上，偏与牵牛不顺情。丁香莫与郁金见，牙硝难合京三棱。川乌草乌不顺犀，人参最怕五灵脂。官桂善能调冷气，若逢石脂便相欺。

金代医学家张从正在《儒门事亲》中最早记载了"十八反"的用药禁忌。乌头类药物（包括川乌、草乌等）与半夏、瓜蒌、贝母、白及、白蔹等化痰止咳药同时使用，会增强毒性或降低药效；甘草虽具有调和药性的作用，但与海藻、大戟、芫花、甘遂等利水消肿药同用时，易产生不良反应；藜芦具有涌吐风痰的作用，与人参、沙参、丹参、玄参、苦参、细辛、芍药等补虚药同时使用时，会降低药性或产生毒性。

"十九畏"首见于明代医学家刘纯的《医经小学》，其中总结归纳了如下十九种中药之间的配伍禁忌：

（1）硫黄畏朴硝：硫黄性温，外用能清除毒素、杀死病菌、促进疮口愈合，内服能增强体内阳气、改善便秘等；芒硝性寒，具有通便导滞、泻火解毒等功效。两者药性相反，同时使用会产生不良反应，降低各自药效。

（2）水银畏砒霜：水银不能与砒霜配伍。因为水银有毒，而砒霜也有剧毒，两者同用会增加毒性。

（3）狼毒畏密陀僧：狼毒味辛、性平，具有散结、杀虫等功效；密陀僧味咸、性平，具有燥湿、杀虫、解毒等功效。虽然两种药物的性质相同，但密陀僧会消减狼毒的药性，两者同用会产生毒性反应。

（4）巴豆畏牵牛：二者同属泄水通便药，搭配在一起服用会增加药物的不良反应，导致腹泻不止，抗炎作用减弱，免疫功能降低，对肠道造成损害。

（5）丁香畏郁金：丁香偏温；郁金偏凉，同时使用会导致药性相互抵消，甚至产生毒副反应。

（6）牙硝畏三棱：牙硝大寒，可去除五脏积聚的伏气；三棱性平，有消积止痛、破血行气等功效，两者同用会降低药效。

（7）川乌、草乌畏犀角：川乌、草乌性温，犀角性寒、能解大热，两者同用会降低药效，不利于疾病的治疗。

（8）人参畏五灵脂：在煎煮汤剂的过程中，五灵脂会降低人参皂苷在汤剂中的浓度。

（9）官桂畏赤石脂：官桂属热性药物，能暖脾胃、补元阳、通血脉等；而赤石脂的作用是涩肠止血，两者合用会出现不良反应。

随着中医药理论的不断发展，明清时期的医家进一步总结完善了中药配伍禁忌，清代《得配本草》中的相关记载已经远远超过了"十八反"和"十九畏"的局限。但也有部分医家认为"十八反"和"十九畏"并不是绝对的禁忌，许多文献中记录了反药同用的情况。例如，《本草纲目》中提到"相恶、相反同用者，霸道也，有经有权，在用者识悟尔"，这说明只有在特定的生理或病理条件下，反药同用才会出现毒性增强或疗效降低的现象，而现代研究结论也支持这一观点。因此，对于"十八反"和"十九畏"的传统理论，我们应该报以既不盲从，也不盲目否定的态度。

第三节　什么是药食两用中药？

一、药食同源

"药食同源"是中华传统文化灿烂画卷中的一抹独特亮色。在中医理论中，很多食材不仅可以用来烹调日常饮食，还具有一定的药用价值。早在神农时代，人们就在对自然界的探索中发现了各种食物和药物的性质及功效，并逐渐认识到许多食物可以作为药物使用，而许多药材也可以安全地食用，两者之间并没有明确的分界线。唐代的《黄帝内经太素》中记载有"空腹食之为食物，患者食之为药物"，这句话精准地概括了"药食同源"的理念。

"药食同源"是中医的传统核心理念，强调食物与药物在本质上是相通的，都可以用来调整人体的健康状态，这一理念与"四气五味"紧密相连。"四气"，即寒、热、温、凉，描述了食物或药物的温度属性；"五味"，即酸、苦、甘、辛、咸，反映的是味道特征。掌握了食物的"四气五味"，再根据个人体质和季节变化来选择合适的食物，可以有效地调节人体内的阴阳平衡，从而达到预防疾病和增进健康的目的。"药食同源"理论正是基于这种认知，将食物和药物视为一个整体，强调它们的关联和互补作用。

⚕ 二、中药的"四性"

中药的"四气"，也称为"四性"，是中医理论对药物性质的一种基本分类方法，涵盖了药物具有的寒、热、温、凉四种根本属性。这种分类方法可以描述药物对人体的不同作用，即药物在调节人体阴阳平衡、治疗疾病时所展现出的寒热温凉特性，是根据药物作用于人体后产生的不同反应和效果总结出来的。

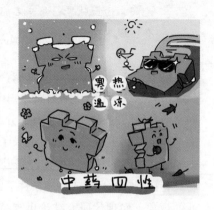

1. 属寒性的药食两用中药　　寒性的中药和食物具有清除体内热邪、泻火解毒、缓解暑热的功效，适用于体质偏热或罹患热性疾病的患者，如体温升高明显、情绪躁动不安、口干欲饮、舌体鲜红并伴有黄色舌苔等症状的人群。手脚冰凉、畏寒怕冷及脾胃虚寒的寒性体质者应慎食或少食，以免加重体内寒气。常见的代表中药有：

（1）黄连：具有清热燥湿、泻火解毒的功效，擅长清心火和清胃肠热，在夏季症状明显时，可以以药代茶来缓解热性体质的不适。

（2）金银花：清热解毒、疏散风热，泡茶饮用不仅能预防感冒发热等由热邪引发的症状，还适用于体质偏热或体内积聚热毒的人群，能够清除体内的热毒，调和人体的阴阳平衡。

（3）菊花：具有疏散风热、平抑肝阳、清肝明目、清热解毒的功效，生活中常用于泡茶，尤其在夏季或秋季干燥时，饮用菊花茶可以清热降火、润肺止咳。菊花的寒性也适合热性体质的人群。

（4）薄荷：它的独特之处在于能有效驱散体内的风热之邪，使头脑清爽舒适，还能缓解咽喉不适，促进疹痘的透发与消散，调理肝气，促进气机顺畅运行。热性体质的人群常服用薄荷可以清热解暑、提神醒脑。

（5）决明子：清热明目、润肠通便，其寒性有助于清除体内热毒。决明子茶是常见的饮品，可缓解眼睛疲劳和干涩，尤其适合长期面对电脑或手机等电子产品的人群饮用。

2. 属凉性的药食两用中药　　凉性药物同样具有清热的作用，但药性相对缓和、弱于寒性药物，适用于清热解暑或热症较轻的情况，体质偏寒或脾胃虚寒的人群要注意不能过量食用。常见的代表中药有：

（1）马齿苋：具有清热解毒、凉血止血的功效，而且含有丰富的维生素C、胡萝卜素等对人体非常有益的成分，是热性体质及深受体内热毒困扰的人群的理想食材。食用马齿苋既能滋养身体，又能清除体内热邪，维护身体的平衡与健康。

（2）桑叶：不仅能疏散体内的风热之邪、清肺润燥，还有平抑肝阳、清肝明目等功效，对维护眼部健康和调理肝脏功能尤为有益。用桑叶制成的代茶饮是清热降火、润肺止咳的佳品，深受大众喜爱。

（3）栀子：以清热泻火、凉血解毒及护肝利胆等功效著称，不仅可以有效清除热邪和毒素，还能温和地保护肝脏与胆囊，为身体筑起一道坚实的健康防线。此外，栀子具有解毒消肿的作用，能明显缓解热毒侵袭引发的疮疡、外伤肿痛等症状。栀子代茶饮的清香别具一格，其清热降火的功效还能为身体带来清凉与舒适。栀子的凉性特质温和而不峻烈，既能满足人们追求健康的需求，又不会给身体带来过多负担，是日常保健的优选佳品。

3. 属温性的药食两用中药　　温性中药的核心功效是温暖中焦、驱散体内寒气，同时疏通经络、促进气血流畅，起到辅助提升阳气、补充体内火源的作用，可改善畏寒肢冷、经络不通、阳气虚弱等因寒邪侵袭或阳气不足所致的各种症状。温性药物适用于治疗寒性病证，寒性体质和阳虚畏寒的人群使用可帮助身体恢复温暖与活力，达到阴阳平衡的健康状态，但阴虚热盛者应避免过量食用，以免加重内热。常见的代表中药有：

（1）生姜：具有发汗解表、温中止呕、温肺止咳，以及可解鱼蟹毒等功效，其活性成分姜辣素能够刺激并促使胃肠道黏膜充血，进而提升消化系统的活力，有助于缓解寒凉食物摄入过多引起的腹胀、腹痛、腹泻和呕吐等症状。生姜还能促进血液循环，帮助身体驱散寒邪，对预防和治疗风寒引起的感冒非常有效。

（2）红枣：补中益气、养血安神，可调节新陈代谢，增强免疫系统功能。红枣富含维生素 C 和铁元素，对补血和改善贫血症状十分有益，而且能促进体内的气血平衡，对月经不调和更年期综合征具有很好的调理作用，能减轻这些特殊时期出现的各种不适症状。

（3）桂圆：具有补心脾、益气血、安神定志的功效，有助于经常失眠或多梦的人群改善睡眠质量。桂圆富含葡萄糖、蔗糖和蛋白质等多种营养成分，能够快速为身体提供能量、缓解疲劳。

4. 属热性的药食两用中药　　热性中药的药性最为强烈,温补作用显著,通常用于治疗寒症较重的病证。但由于药性强烈,容易伤阴助火,因而务必谨慎使用,应根据个人体质和病情来决定用量与用法。常见的代表中药有:

（1）肉桂:具有补火助阳、引火归元、散寒止痛、温通经脉的功效,可用于调理肾阳虚损、阳痿、宫寒、眩晕、眼睛干涩、心腹冷痛及寒疝引起的腹痛等症状。这些症状往往与体内阳气不足有关,可借助热性药物进行温补。肉桂的温热性质有助于驱散寒邪,增强体内阳气,还可以泡茶或用作药膳的配料。

（2）干姜:具有温中散寒、温肺化饮、回阳通脉的功效,主要用于治疗脘腹冷痛、呕吐、腹泻、寒饮喘咳等症状,能够温暖脾胃、驱散体内的寒气。

此外,还有平性中药,其药性平和,寒热之性不明显,作用相对缓和,可以调和药性,用途广泛。

三、中药的"五味"

中药的"五味"不仅代表了药物的五种真实味道,还能反映出药物的作用和功效。

1. 酸　　对应的器官是肝。酸性食物具有独特的收敛与固涩性质,适量摄入能够有效提升食欲,激发脾胃的消化功能,令人胃口大开;同时有利于钙和磷这两种重要矿物质的吸收,进而对肝脏功能起到积极的强化作用;但摄入过多会对筋骨造成伤害,还可能引起痉挛。在中医的食疗智慧中,酸味食物常被巧妙地运用于辅助治疗一系列与体液失衡或固涩功能减弱相关的病证,如多汗不止、尿频、腹泻不止及遗精等问题。常见的药食两用代表中药有:

（1）乌梅：其味甘美，能生津止渴，餐后食用可助消化、解除油腻感。乌梅的食用方法多样，既可以直接食用，又能巧妙地融入茶饮中，或制成清爽解暑的酸梅汤，为炎炎夏日带来一丝清凉。此外，乌梅还能用作药膳配料，与其他药材相辅相成，共同发挥调养身体的卓越效果。

（2）山楂：以其独特的消食化积功效而广为人知，可有效缓解消化不良引起的各种不适，还能活血散瘀，对体内瘀血导致的腹痛等症状起到明显的改善作用。食用山楂既可以直接品尝其果实酸甜可口的原味，又能作为泡茶的原料，使茶香与果香交织，别具一番风味。另外，山楂被加工成各种美味的山楂糕、山楂片等，还能让人们在享受美味的同时获得健康。

（3）五味子：收敛固涩，可有效稳固体内元气，减少不必要的损耗，还能激发和促进体内津液的生成，温润滋养身体，缓解津液不足引起的各种不适。在补益肾气方面，五味子能够强化肾脏功能，为身体提供源源不断的能量与活力。

2. 苦　　对应的器官是心。苦味中药一般含有生物碱、苷类、苦味质等成分，具有清热燥湿、泻下降逆的作用，适用于阳盛、内热体质或热性病证，如便秘、肿瘤等。过量摄入苦味食物会导致伤阳，应根据体质适量食用。常见的药食两用代表中药有：

（1）蒲公英：清热解毒，能缓解体内热毒、消除炎症，不仅可以有效减轻疔疮肿毒、乳痈等皮肤及乳腺疾病的红肿疼痛，还能针对瘰疬[1]等淋巴系统问题发挥散结作用。蒲公英对目赤咽痛、热淋涩痛等因热毒侵袭而致的眼

1　瘰疬【luǒ lì】：淋巴结核，是体现于肌表的毒块组织，由肝肺两方面的痰毒热毒凝聚所成。

部不适及泌尿系统问题,同样具有明显的治疗效果。蒲公英的鲜嫩叶片是餐桌上的一道清新佳肴,蒲公英根煮水饮用也具有清热解毒、凉血消肿的功效。

(2)苦菊:清热解毒、凉血止血,中医常用来缓解咽喉肿痛、痢疾和痔疮等热毒内盛、血热妄行所致的症状。其苦味成分不仅能中和体内多余的热量,还能有效净化血液,促进血液循环。苦菊也常用来炒菜或煲汤,是餐桌上的一道佳肴。

(3)苦荞麦:具有健脾消积、下气宽肠、解毒敛疮的功效,可强健脾胃功能,促进食物的消化吸收,有效缓解胃肠积滞引起的不适感,还能调节肠道气机、缓解腹胀及泄泻等症状,对改善肠道健康具有积极作用。苦荞麦可以用来泡茶或煮粥,也可以制成各种面食。

3. 甘　　对应的器官是脾,具有补益和中、缓急止痛、调和药性的作用。基于甘味的细微差别,可以分为两大类:一类是具有温和性质的甘温,另一类则是带有凉爽特质的甘凉。甘温食物多用于虚寒证,甘凉食物则适用于虚热证。过量摄取甘味食物可导致气机壅塞,应根据自身体质进行选择并适量食用。常见的药食两用代表中药有:

(1)甘草:主要用于强化脾胃功能,促进气血生化,同时具有清热解毒的功效,可有效缓解体内的热毒。甘草对咳嗽痰多的症状,也有明显的治疗效果;还能缓解急迫性疼痛,起到止痛的作用。在方剂中,甘草扮演着调和各种药物的角色,确保药效的和谐发挥,但使用时要注意配伍禁忌:不宜与海藻、京大戟、甘遂、芫花等药材同时使用,以免产生不良反应或降低药效。另外,体内湿气过重、出现胀满或水肿症状的人群需谨慎使用,以免加重病情。

(2)党参:可补气益血,对气血不足引发的气短、心悸、疲惫无力、面色苍白及头晕目眩等症状可起到有效的调理作用。但是，在使用时应注意以下禁忌：首先，党参不宜与藜芦及醋同服，以免发生药性冲突；其次，应避免生吃或长期大量食用，以防身体负担过重；最后，要避免与桃子、萝卜、茄子等同食，否则会影响党参发挥药效。存在实证或热症的患者不宜单独服用党参，应根据具体病情与其他药材搭配使用。

（3）阿胶：具有补血、止血、滋阴润燥的功效，对血虚所致的相关症状均有明显的治疗效果，如面色苍白、头晕心悸、肌肉无力、失眠烦躁、肺燥干咳，以及各类出血症状。然而，阿胶并非适合所有人群，脾胃虚弱、消化功能不佳的患者应谨慎服用，以免加重身体负担，影响健康。

4. 辛　　对应的器官是肺，具有宣散、行气和通血脉的作用。服用辛味药物可帮助胃肠蠕动，增加消化液分泌，提高淀粉酶活性，有助于促进血液循环和新陈代谢，常用于缓解风寒、活血止痛等。在中医食疗中，辛味食物常被用于辅助治疗感冒、气滞、血瘀等病证。但要避免过量食用辛味中药，否则容易导致气散和上火。常见的药食两用中药有：

（1）葱：可发汗解表、散寒通阳，对缓解感冒初期的头痛、鼻塞等症状具有辅助治疗作用。在中餐的烹饪艺术中，葱扮演着不可或缺的角色，既能为餐桌点缀色彩，又能使菜品的风味更加层次分明。

（2）胡椒：具有温中散寒、下气消痰的功效。胡椒性热入胃经，能散胃中寒邪而开胃，可用于治疗反胃及不欲饮食之证，对畏寒腹痛、呕吐腹泻等寒性病证的治疗效果较好。胡椒辛散温通，能下气行滞、消痰宽胸，适用于治疗痰气郁滞、蒙蔽清窍导致的痰多诸证。胡椒也是厨房中必不可少的调味品，能够赋予菜肴独特的辛香风味。

5. 咸　　对应的器官是肾。咸味药食两用中药富含钠盐成分，具有祛痰、补肾、泻下通便、软坚散结的功效，可用于治疗便秘等症状。但过量食用咸味食物可导致高血压和动脉粥样硬化等问题，日常饮食应注意控制摄取量。在中医食疗中，咸味食物常被用于辅助治疗乏力、燥热便秘、阴气血虚等病证。常见的药食两用代表中药有：

（1）海藻：可软坚散结、消痰利水，是治疗瘿瘤、瘰疬、睾丸肿痛及痰饮水肿等病证的传统良药。在食疗方面，海带同样大放异彩，无论是温润滋补的海带汤，还是清爽开胃的凉拌海带，都是既能满足味蕾又能兼顾健康的美味佳肴。

（2）蛤蜊：具有滋阴润燥、利水消肿、软坚散结的功效，对消渴、水肿及痰积等病证可起到良好的辅助治疗作用。

（3）牡蛎：具有重镇安神、潜阳补阴、软坚散结的功效，常用于治疗惊悸失眠、眩晕耳鸣、瘰疬痰核等症状，不仅可用作药材，更是餐桌上美味的海鲜食材。

"四气五味"是中医药学的核心理论，对理解中药的性质和功效具有重要意义。"药食同源"理论被广泛应用于中医临床和日常生活，现代科学研究也在一定程度上证实了"药食同源"物质的保健和治疗作用。

第四节　常见病如何选用中成药?

 一、感冒

感冒是生活中最常见的疾病，中医将感冒分为实证和虚证：实证包括风寒感冒、风热感冒和暑湿感冒；虚证包括气虚感冒、阴虚感冒和阳虚感冒。根据中医划分的不同感冒类型，临床的症状表现也不尽相同，应具体分析并对症下药。

1. **风寒感冒**　是由风寒犯肺、肺气失宣所致，主要表现为恶寒重、发热轻、头痛、无汗、全身关节酸痛、鼻塞、流清涕、打喷嚏、嗓子痒、咳嗽、咯稀白痰、舌苔薄白等症状，可选用荆防败毒散等疏风解表、发散风寒的药物进行治疗。生活中，在感冒初期症状较轻时，可以用红糖姜茶代替荆防败毒饮，也能起到疏散风寒的作用。

2. **风热感冒**　常因外感风热之邪、肺气失和所引起，主要症状为发热较重、微恶风寒、头痛、咽痛或扁桃体肿痛，以及口干、鼻塞、流黄涕、咳嗽、咯黏痰、舌苔薄白或微黄等。治疗原则以辛凉解表为主，常用的中成药有银翘散、桑菊饮等。若症状较轻，可饮用菊花茶，其具有疏风散表解毒的功效。

3. **暑湿感冒**　多见于夏季，因内有湿热又感受风寒所致，常由天气炎热时过量食用生冷食物而诱发，主要症状包括恶寒发热、头痛、胸脘痞闷、腹痛肠鸣、腹泻、恶心欲吐、疲乏无力、食欲不振、舌淡红、苔白腻或黄腻。可使用芳香化湿、和中解表的药物进行治疗，常用的中成药有午时茶颗粒、新加香薷饮等，如果症状较轻，服用藿香正气水可起到祛湿提神的作用。

4. **气虚感冒**　通常是由于患者肺卫不固而出现反复感冒的情况，主要见于体弱的老年人、儿童、某些慢性疾病患者及长期工作过劳的人群。每次感冒拖延的时间较长，且平时伴有少气懒言、周身乏力、咳痰无力、汗出、舌淡苔白等证候，治疗时应采用益气解表的方法，可咨询医生选用参苏感冒片、玉屏风颗粒等药物。症状较轻时，常用黄芪泡水以药代茶，能起到补气和益气固表的作用。

5. **阴虚感冒**　多见于更年期女性或既往有肺结核等慢性病的患者，表现为周身不适、五心烦热、夜间盗汗、干咳痰少、咽喉干痛、口渴多饮、舌红少苔，以滋阴生津、疏散表邪的治疗方法为主，可咨询医生使用加减葳蕤汤等中药汤剂。若症状较轻，可用麦冬泡水制作代茶饮，其具有清热滋阴的功效。

6. **阳虚感冒**　是由肾阳不足、温煦无力，导致机体失去温养、容易受到外界邪气侵袭而引发的感冒。主要症状包括恶寒明显、发热较轻、头痛身痛、四肢不温、疲倦嗜睡、头晕目眩、面色发白、语言低微等。可选用温阳解表的麻黄附子细辛汤等中药汤剂。症状较轻时，饮用枸杞子代茶饮具有补肾壮阳的作用。

 二、咳嗽

中医咳嗽分为外感咳嗽和内伤咳嗽，外感咳嗽又分为风寒袭肺、风热犯肺、风燥伤肺；内伤咳嗽则分为痰湿蕴肺、痰热郁肺、肝火犯肺、肺阴亏虚。咳嗽的类型不同，临床表现和治疗方案也大相径庭。在治疗咳嗽的各种药物中，中成药使用方便、副作用小，市场占有率较高。但治疗各类咳嗽的中成药种类繁多，自行选购时应仔细辨别，选对药物才能达到治疗效果。

1. **风寒咳嗽**　是由风寒之邪侵袭人体，使肺卫失宣所致。这类患者会出现咳嗽频作、痰稀薄白、喉痒声重、鼻塞、流清涕、恶寒无汗、发热头痛、肢体酸痛、舌苔薄白等症状。可用通宣理肺丸等治疗，其具有疏风散寒、宣肺止咳的功效，可用于治疗风寒咳嗽。若症状较轻，可饮用紫苏羌活茶，其具有发散风寒、宣肺止咳的功效。

2. **风热咳嗽**　是由风热之邪侵犯于肺，使肺失肃降所致，症状主要为咳嗽痰多、咳声粗亢、痰稠色黄、咯痰不爽、流黄涕、发热怕风、头痛出汗、咽干口渴、面红唇赤、烦躁纳呆、大便秘结、小便色黄、舌红苔薄黄等。桑菊饮具有疏风清热、宣肺止咳的功效，可用于治疗风热咳嗽。症状较轻时，饮用金银花菊花茶可起到清热解毒、润肺止咳的作用。

3. **肺燥咳嗽**　是由风燥伤肺，使肺失清润所致。这类患者可出现连声呛咳、痰少而黏或痰中带血、咽喉痒痛、鼻唇干燥、鼻塞、恶寒或发热、舌红少津、苔黄等症状。枇杷膏具有清热润肺、止咳平喘、理气化痰的功效，可用于治疗此类咳嗽。如果症状较轻，饮用薄荷茶对喉咙疼痛和咳嗽有缓解作用。

4. **肺热咳嗽**　是由热毒侵犯于肺，使肺受到热毒灼烧所致，多见于免疫力低下的儿童及老年人，症状包括反复咳嗽、咯黄痰或伴有喘息、口干咽痛、便秘尿赤、身热舌质红、苔薄黄或黄腻等。急支糖浆可治疗这类咳嗽，其具有清热化痰、宣肺止咳的功效。症状较轻时，饮用罗汉果茶可清热解毒、润肺止咳。

5. **痰湿咳嗽** 是由痰浊内生、痰湿渍肺，使肺失宣肃所致。此类患者可出现咳声重浊、痰多且色白黏稠、头晕身重、困倦乏力、胸闷纳呆、便溏、舌淡、苔白腻等症状。二陈丸具有燥湿化痰、理气和胃的功效，可用于治疗这类咳嗽。症状较轻时，常用桔梗煮水以药代茶，可化痰止咳、利咽排脓。

6. **痰热咳嗽** 是由痰热蕴肺，使肺失宣降所致，症状包括咳嗽痰多或喉有痰声、痰稠色黄不易咯出且伴有腥臭味、面红身热、胸闷口苦、咽痛、口渴频饮、舌红苔黄等。治疗这类咳嗽可服用橘红丸，具有清肺、化痰、止咳的功效。若症状较轻，饮用川贝枇杷茶可起到清热化痰、润肺止咳的作用。

7. **阴虚咳嗽** 是由阴虚内热伤肺，使肺失宣肃所致。此类患者可出现干咳、咳声短促、痰少黏稠、口干舌燥、痰中带血、面色潮红、手足心热、盗汗、舌红少苔等症状。使用川贝雪梨糖浆治疗这类咳嗽，能起到养阴润肺的作用。症状较轻时，常用百合泡水为代茶饮，可止咳祛痰、滋阴润肺。

🩺 三、失眠

中医称失眠为"不寐"，指长期难以获得正常睡眠的病证。失眠的原因各不相同，包括饮食不当、情绪失调、过度劳累、过度思考、病后或老年体虚等，这些因素都可能导致心神不安，精神难以集中。失眠可分为肝火扰心、痰火扰心、心脾两虚、心肾不交、心胆气虚等证型。失眠的证型不同，临床症状也不尽相同，应辨证地进行分析，再选择合适的治疗方案。

1. **肝火扰心型失眠** 是由肝火旺盛引起的心神不宁所致。患者通常难以入睡且多梦，严重时甚至彻夜难眠，伴有情绪急躁易怒，以及头晕头痛、眼睛红赤、耳鸣、口干口苦、食欲不振和便秘等症状。龙胆泻肝汤具有调和肝气、清除内热的功效，可用于治疗肝火扰心型失眠。日常可用菊花、白芍和决明子煮茶，有助于清肝明目、养阴柔肝。

2. **痰火扰心型失眠** 是由体内痰火旺盛，上扰心神所致。患者可出现心烦、难以入睡，且伴有胸闷、嗳气、口苦、头重、目眩等症状，舌象表现为舌偏红、苔黄腻。黄连温胆汤具有清除痰热、调和中焦、安神定志的功效，适用于治疗痰火扰心型失眠。症状较轻时，饮用莲子心制成的代茶饮可起到清心火的作用。

3. **心脾两虚型失眠** 是由气血不足，心神失养所致。主要表现为难以入睡、多梦易醒、心悸健忘，并伴有头晕目眩、食欲不振、面色苍白、四肢疲倦无力、腹胀和大便稀溏等症状。归脾汤具有补气养血和安神的功效，可用于治疗心脾两虚型失眠。症状较轻时，饮用酸枣仁茶可宁心安神、补益心脾。

4. **心肾不交型失眠** 是由心火亢盛与肾气不足之间的相互作用所致。主要表现为心烦难以入睡、心悸多梦，且伴有头晕耳鸣、腰膝酸软、潮热盗汗、五心烦热、咽喉干燥少津等症状。男性可能出现遗精，女性可能伴有月经不调等症状。六味地黄丸与交泰丸合用具有滋阴降火、交通心肾的功效，适用于治疗心肾不交型失眠。如果症状较轻，饮用五味子汤制成的代茶饮可起到补益肾气、滋阴润燥的作用。

5. **心胆气虚型失眠** 是由心与胆两个脏腑的功能失调所导致的心神失养、神魂不安。此类失眠患者通常虚烦、难以入睡、胆怯心悸、遇事易惊，且伴有气短自汗、倦怠乏力等症状。安神定志丸与酸枣仁汤合用具有益气镇惊、安神定志的功效，适用于治疗心胆气虚型失眠。若症状较轻，常饮用龙眼肉茶可补益心脾、养血安神。

四、胃痛

胃痛，即胃脘痛，主要表现为心窝附近上腹部的疼痛。中医认为，胃痛是胃气受阻、升降失调，由外邪侵胃、饮食不节、情志不畅或脾胃虚弱等所致。胃痛分为寒邪客胃、宿食积滞、肝胃郁热、肝气犯胃等证型，证型不同，表现出的临床症状也不相同。

1. **寒邪客胃型胃痛** 是由寒邪在胃内形成病变所致，患者可出现胃痛暴作、恶寒喜暖、得热痛减、遇寒加剧、口淡不渴、舌淡苔薄白等症状。香苏散合良附丸具有温胃散寒、行气止痛的功效，可用于治疗这类胃痛。若症状较轻，饮用姜枣茶和丁香茶可起到温中散寒的作用。

2. **宿食积滞型胃痛** 是由饮食积滞肠胃所致，出现的症状有胃脘疼痛、胀满且按压时感觉不适，伴有嗳气、吞酸或呕吐未消化的食物，呕吐物带有腐臭味，呕吐后疼痛减轻，食欲不佳，大便不畅，舌苔厚腻等症状。治疗这类胃痛可服用保和丸，其具有促进消化、疏通气机、调和胃部的功效。症状较轻时，常饮用山楂麦芽茶可起到消食导滞的作用。

3. 肝胃郁热型胃痛　　是由热邪郁积于中焦所致，患者会出现胃部灼热疼痛、烦躁易怒、胁肋胀痛不适、口干口苦、舌质红、舌苔黄等症状。使用化肝煎治疗这种类型的胃痛，能起到平逆散火、泄热和胃的作用。若症状较轻，可饮用决明子茶和菊花茶，其具有清肝泻火的功效。

4. 肝气犯胃型胃痛　　是由肝气郁结、横逆犯胃、胃失和降所致，症状包括胃脘胀痛、遇烦恼则痛作或痛甚、善叹息、嗳气、舌苔多薄白等。柴胡疏肝散具有疏肝解郁、理气止痛的功效，可用于治疗此类胃痛。症状较轻时，饮用玫瑰佛手白芍茶可起到疏肝理气的作用。

五、发热

中医认为发热是脏腑功能失调、气血水湿阻滞或气血阴阳亏损所引起的体温异常升高，分为阴虚发热、血虚发热、气虚发热、阳虚发热、气郁发热、痰湿郁热、血瘀发热等证型。

1. 阴虚发热　　是由内阴不足、虚火内生所致。患者可在午后或夜间出现潮热，不愿穿太多衣物，伴有手足心热、心情烦躁、多梦、睡眠质量差、夜间盗汗、口干咽燥等症状。清骨散具有滋阴降火的功效，适用于此类发热的症状。饮用麦冬、石斛等具有滋阴效果的药材制成的代茶饮，有助于滋润身体、缓解干燥。

2. 血虚发热　　是由血虚气无依附、浮越所致，患者可出现低热，伴有头晕眼花、身体疲乏无力、心悸不安、面色苍白、唇甲颜色淡等症状。使用益气养血的归脾汤，能缓解由血虚引起的发热症状。日常生活中，使用具有补血功效的当归、黄芪等药材制成的代茶饮，可缓解贫血症状。

3. 气虚发热　　是由正气亏虚、虚阳浮动所致。发热的温度可能较低或较高，常在劳累后发作或加剧，伴有倦怠乏力、气短懒言、自汗、易感冒、食欲不振、大便稀溏等症状。补中益气汤具有益气健脾、甘温除热的功效，可缓解由气虚引起的发热。生活中常用党参、白术等清热益气的药材制作代茶饮，可缓解气虚症状。

4. 阳虚发热 是由阳气不足、虚火内生所致，表现为患者发热却想盖衣被，且伴有形寒怕冷、四肢不温、气息短促、言语无力、头晕嗜睡、腰膝酸软、食欲不振、大便稀溏、面色苍白等症状。使用金匮肾气丸治疗这类发热症状，能起到温补阳气、引火归元的作用。将肉桂、附子等具有温阳效果的药材泡水饮用，可温补阳气、缓解阳虚。

5. 气郁发热 是由气机郁滞、化火内生所致。发热患者可出现低热或潮热现象，热度常随情绪波动而变化，同时伴有精神抑郁、胁肋胀满、烦躁易怒、口干口苦、食欲减少等症状。加味逍遥散具有疏肝理气、解郁泄热的功效，可缓解由气郁引起的发热症状。常饮用玫瑰花和茉莉花等疏肝解郁的药材制作的代茶饮，能起到疏通气机、缓解气郁的作用。

6. 痰湿郁热 是由痰湿内蕴、壅遏化热所致。患者出现发热，午后体温较高，伴有心内烦热、胸闷脘痞、食欲不振、口渴但不想喝水、恶心呕吐、大便稀薄或黏滞不爽等症状。黄连温胆汤能燥湿化痰、清热和中，适用于缓解因痰湿内郁而引起的发热症状。使用陈皮、茯苓等具有燥湿化痰的药材泡水喝，可祛除痰湿。

7. 血瘀发热 是由气血运行不畅、瘀而化热所致。患者常在午后或夜晚发热，或感觉身体某些部位发热，伴有口干咽燥但饮水不多，肢体或躯干有固定的疼痛部位或肿块，面色呈现萎黄或晦暗等症状。具有活血化瘀功效的血府逐瘀汤可用于缓解此类发热症状，日常也可用丹参和红花等具有活血化瘀功效的中药泡水饮用以缓解症状。

六、荨麻疹

荨麻疹属于中医的瘾疹，是一种皮肤出现风团且时隐时现的瘙痒性、过敏性皮肤病。发生该病证的原因通常是由于体质先天不足、表虚不固，外感风邪侵袭皮肤所致；或饮食不当、过食辛辣肥厚的食物；或体内有寄生虫导致肠胃积热，再加上感受风邪，内热无法疏泄，外邪无法透达，积聚于皮肤腠理之间而引发；情绪失调、冲任失调、肝肾不足、血虚生风生燥阻塞在肌肤之中也可能导致该病的发生。荨麻疹可分为风寒束表、风热犯表、胃肠湿热、血虚风燥等证型。根据荨麻疹证型的不同，其临床症状表现也不尽相同，需要进行相应的分析。

1. **风寒束表型荨麻疹**　　是由营卫失调、肺胃失宣所致。此类荨麻疹风团颜色较白，遇寒加重、得暖则减，患者伴有恶寒、口不渴、舌质淡红、舌苔薄白等症状。桂枝麻黄各半汤具有疏风散寒、解表止痒的功效，可用于治疗风寒束表型荨麻疹。若症状较轻，饮用荔枝茶可缓解症状。

2. **风热犯表型荨麻疹**　　是由风邪外袭、热邪蕴结所致。主要表现为风团鲜红，灼热剧痒，遇热加重、遇冷则减，且伴有发热、恶寒、咽喉肿痛、舌质红、舌苔薄白或薄黄等症状。消风散具有疏风清热、解表止痒的功效，可用于治疗风热犯表型荨麻疹。症状较轻时，饮用金银花茶能起到清热止痒的作用。

3. **胃肠湿热型荨麻疹**　　是由饮食不节、外感湿邪所致。此类荨麻疹患者出现的风团片大且色红，痒感剧烈，在发疹时伴有脘腹疼痛、恶心呕吐、大便秘结、腹泻、舌质红、舌苔黄腻等症状。防风通圣散具有疏风解表、通腑泄热的功效，适用于治疗胃肠湿热型荨麻疹。若症状较轻，饮用苍耳子、地肤子和白藓皮等药材饮片煮制的代茶饮，可清热祛风、除湿止痒。

4. **血虚风燥型荨麻疹**　　是由气血亏虚、风邪侵袭所致。主要表现为风团反复发作，午后或夜间加剧，且伴有心烦易怒、口干、手足心热等症状。当归饮子方剂具有养血祛风、润燥止痒的功效，适用于治疗血虚风燥型荨麻疹。若症状较轻，饮用红枣茶可起到养颜补血的作用。

🩺 七、痛经

痛经是女性在行经前后或经期出现的下腹部及腰骶部疼痛，与生殖系统的周期性气血变化紧密相关，严重时可影响正常的生活和工作。痛经分为气滞血瘀、寒凝血瘀、湿热瘀阻、气血虚弱、肝肾亏损等证型。

1. **气滞血瘀型痛经**　　是由气血运行不畅、经脉受阻、胞宫失养所致。症状可表现为经前或经期出现小腹胀痛且按压疼痛加剧，经血量少、经行不畅，经血颜色深紫并带有血块，血块排出后疼痛减轻，舌质紫暗或可见瘀点等。膈下逐瘀汤加蒲黄具有理气活血、逐瘀止痛的功效，适用于治疗气滞血瘀型痛经。症状较轻时，常用益母草泡水为代茶饮，可起到活血化瘀的作用。

2. **寒凝血瘀型痛经** 是由寒邪侵入、气血凝滞所致。此类痛经患者的症状包括小腹冷痛且按压时疼痛加剧，得热后疼痛减轻，经量较少、经血颜色深暗并带有血块，恶心呕吐、畏寒肢冷等。少腹逐瘀汤加苍术、茯苓和乌药具有温经散寒、化瘀止痛的功效，可用于治疗寒凝血瘀型痛经。症状较轻时，饮用生姜红糖水可驱寒止痛，有助于缓解症状。

3. **湿热瘀阻型痛经** 是由湿热内蕴、气血运行不畅所致。此类痛经患者可出现的症状有小腹疼痛或胀痛且伴有灼热感，疼痛延伸到腰骶部，平时小腹疼痛、经前加剧等。清热调血汤加蒲公英、薏苡仁具有清热除湿、化瘀止痛的功效，适用于治疗湿热瘀阻型痛经。症状较轻时，常用茯苓、薏苡仁和蒲公英煮水为代茶饮，可起到清热除湿的作用。

4. **气血虚弱型痛经** 是由气血不足、胞宫失养所致。此类痛经患者可出现小腹隐痛、喜温喜按、月经量少、颜色淡且质地稀薄、舌质淡舌苔薄等症状。黄芪建中汤加党参和当归具有补气养血、调经止痛的功效，可用于治疗气血虚弱型痛经。症状较轻时，常饮用桂圆红枣茶有助于养血补血。

5. **肝肾亏损型痛经** 是由肝肾功能减退、气血运行不畅所致。此类痛经患者可出现小腹绵绵作痛、经血颜色淡，量少，伴有腰膝酸软、头晕耳鸣等症状。调肝汤加桑寄生、肉苁蓉具有滋肾养肝、调经止痛的功效，适用于治疗肝肾亏损型痛经。症状较轻时，常用何首乌和地黄煮水为代茶饮，可起到滋补肝肾的作用。

八、泄泻

泄泻的主要症状表现为排便次数增多，粪便稀溏，甚至如水样。引起泄泻的原因较多，其中以湿邪为主，常与寒、热、暑等外邪相结合导致胃肠功能紊乱、运化失常、水谷停滞。泄泻可分为寒湿内盛、湿热中阻、食滞肠胃、肝气乘脾、脾胃虚弱、肾阳虚弱等证型。

1. **寒湿内盛型泄泻** 是由寒湿内盛、脾失健运、清浊不分所致。此类患者可出现大便如水样、腹痛肠鸣、恶寒发热、舌淡苔白腻等症状。

藿香正气散具有芳香化湿、解表散寒的功效，适用于治疗寒湿内盛型泄泻。症状较轻时，可饮用桂花生姜茶，其具有温中散寒的作用。

2. 湿热中阻型泄泻　　是由湿热互结中焦、气血与湿热搏结所致。此类患者腹痛泻下急迫，伴有气味臭、肛门灼热、舌红苔黄腻等症状。葛根芩连汤具有清热燥湿、分消止泻的功效，适用于治疗湿热中阻型泄泻。症状较轻时，常用黄连、薏苡仁和茯苓泡水为代茶饮，可起到清热利湿、健脾止泻的作用。

3. 食滞肠胃型泄泻　　是由宿食内停，阻滞肠胃，传化失司所致。此类患者腹痛胀满，泻下的粪便有腐败的臭味，夹杂着未消化的食物残渣，伴有嗳气腐臭、舌苔厚腻等症状。保和丸具有消食导滞、和中止泻的功效，适用于治疗食滞肠胃型泄泻。症状较轻时，可饮用大麦茶，具有行气消食、健脾和中的作用。

4. 肝气乘脾型泄泻　　是由情志不畅、肝失条达、横逆乘脾、脾运无权所致。此类患者会因情绪波动而诱发泄泻，伴有胸胁胀闷、嗳气、食欲减少、腹痛、肠鸣等症状。痛泻要方（中药方剂名）具有抑肝扶脾的功效，适用于治疗肝气乘脾型泄泻。症状较轻时，常用佛手香橼茶可疏肝利胆、调脾和胃。

5. 脾胃虚弱型泄泻　　是由脾胃虚弱、运化无权所致。此类患者大便时溏时泻，反复发作，伴有饮食减少、脘腹胀闷不适、面色苍白、四肢倦怠乏力、舌质淡、舌苔白等症状。参苓白术散具有健脾益气、化湿止泻的功效，适用于治疗脾胃虚弱型泄泻。症状较轻时，常用人参泡水为代茶饮，可起到补中益气、健脾止泻的作用。

6. 肾阳虚弱型泄泻　　是由肾阳虚衰引起温煦失职、气化失权所致。此类患者黎明前腹部疼痛、肠鸣随即出现腹泻，食物消化不良，腹泻后感觉舒适，伴有形寒肢冷、腰膝酸软、舌质淡、舌苔白等症状。附子理中丸与四神丸同服具有温肾健脾、固涩止泻的功效，对肾阳虚弱型泄泻疗效较好。症状较轻时，常喝红茶可温肾阳、保护胃黏膜。

🩺 九、眩晕

眩晕是一种表现为眼花、眼前发黑及感觉自身或周围景物旋转的病证，分为肝阳上亢、痰湿中阻、瘀血阻窍、气血亏虚、肾精不足等证型。

1. 肝阳上亢型眩晕　　是由肝肾阴亏、肝阳亢扰于上所形成的上实下虚证候。此类患者因恼怒焦虑等导致肝阳上亢，表现为眩晕耳鸣、头目胀痛、急躁易怒、口苦、失眠多梦等不适症状。天麻钩藤饮具有平肝潜阳、清火息风的功效，适用于治疗肝阳上亢型眩晕。若症状较轻，食用百合玉竹粥可滋阴清热、平肝潜阳。

2. 痰湿中阻型眩晕　　是由痰浊中阻、上蒙清窍所致。此类患者因饮食不节、嗜酒无度、劳倦等使痰湿内生，表现为眩晕、头重如蒙、胸闷恶心、呕吐痰涎等不适症状。半夏白术天麻汤具有化痰祛湿、健脾和胃的功效，适用于治疗痰湿中阻型眩晕。症状较轻时，饮用陈皮茯苓茶可起到健脾化湿、祛痰的作用。

3. 瘀血阻窍型眩晕　　是由瘀血阻窍、脑失所养所致。此类患者因外伤或久病以致瘀血内阻，可见眩晕头痛、健忘、失眠、心悸、精神不振、面唇紫暗等症状。通窍活血汤具有祛瘀生新、活血通窍的功效，适用于治疗瘀血阻窍眩晕。症状较轻时，可常用郁金泡水为代茶饮，其具有活血止痛、行气解郁的作用。

4. 气血亏虚型眩晕　　是由气虚血虚、脾胃虚弱所致。此类患者因久病不愈、失血等导致气血不足，表现为头晕目眩、劳累后加重、面色苍白、身疲乏力、心悸少寐等不适症状。归脾汤具有补益气血、调养心脾的功效，适用于治疗气血亏虚型眩晕。若症状较轻，常用红参须泡水以药代茶，可起到补气养血的作用。

5. 肾精不足型眩晕　　是由肾精亏虚、无法生髓充脑导致的髓海空虚。此类患者主要因先天不足或年老肾亏而表现为眩晕、腰膝酸软、耳鸣耳聋、精神萎靡、健忘等症状。左归丸具有滋养肝肾、填精益髓的功效，可用于治疗肾精不足型眩晕。症状较轻时，常用决明子泡水为代茶饮，具有补肾益精、安神定志的功效。

|08|
特殊人群如何用药？

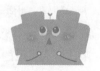

由于脏器功能较弱和个体差异，婴幼儿、孕妇、老年人、肝病、肾病患者等特殊人群在用药时，应特别注意药物的种类、剂量、毒副反应等事项，用药方法一定要科学谨慎，否则后果不堪设想。

第一节　备孕期用药需注意什么？

一、补充叶酸

优生优育是每个家庭的愿望，谈到备孕，补充叶酸已成为众所周知的常识。叶酸在制造核酸的过程中扮演着重要角色，不仅可以帮助蛋白质代谢，还能与维生素 B_{12} 共同促进红细胞的生成和成熟，是制造红细胞不可缺少的物质。

孕妇如果缺乏叶酸，可能导致胎儿出生时出现体重低、唇腭裂、心脏缺陷等问题，特别是孕期前 3 个月，叶酸摄入量不足会引起胎儿神经管发育缺陷而导致畸形。孕中期和孕晚期如果缺乏叶酸，孕妇易发生胎盘早剥、妊娠高血压综合征及巨幼红细胞性贫血；胎儿则易发生宫内发育迟缓、早产和出生低体重，出生后的生长和智力发育都会受到影响。

叶酸是一种水溶性 B 族维生素，人体的储存量仅有 5～20 毫克。植物及多数微生物能自身合成叶酸，而人和动物却没有这种能力。人体要获取叶酸，就必须从水果、蔬菜和肉类等食物当中摄取，但食物中的天然叶酸极不稳定，有 50%～90% 会在长时间的烹饪过程中损失。孕早期是胎儿器官系统分化、胎盘形成的关键时期，细胞生长和分裂十分迅速，孕妇对叶酸的需求量比常人要高出 4 倍。因此，仅从食物中摄取叶酸是无法满足生理需要的，备孕及妊娠期的女性需要额外补充一定量的叶酸。

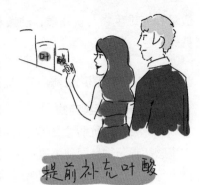

提前补充叶酸

研究表明，坚持每天服用叶酸，4周后，体内叶酸缺乏的状态才能得以明显改善。另外，生殖细胞形成的周期大约为3个月，所以孕前3个月就要开始有计划地补充叶酸，男女都应如此。应该注意的是，过量摄入叶酸也会对身体造成损害，科学补充叶酸的同时也要注意用药安全。

医药市场上的叶酸产品很多，有药准字号的药品，也有"蓝帽子"标志的保健食品，建议选择有药准字批准文号的产品。叶酸的常见规格有两种，一种是5毫克，另一种是0.4毫克。选购时应注意，不是剂量越大就越好，每片5毫克规格的叶酸常用于治疗巨幼红细胞性贫血，备孕与妊娠期女性选用0.4毫克规格的即可。叶酸的常用剂量为每天0.4～0.8毫克，研究表明这个剂量是安全有效的，如有其他特殊需要，一定要在医生的指导下正确服用。叶酸与维生素B_2相同，主要在小肠上半段借助主动转运载体进行吸收，应该在饭后或随餐服用。此外，要注意叶酸不能与维生素C同服，叶酸在酸性环境中易被破坏，会影响其在胃肠道中的吸收。

除了补充叶酸，打算备孕的女士们还应该注意一些细节，以便提前排除隐患。一是确保牙齿健康，整个孕期都不宜进行牙科治疗，应在孕前做好口腔保健。二是补充其他维生素和矿物质，饮食上尽量种类丰富、营养均衡，并注意调整作息时间。三是进行血常规、妇科等常规检查。四是注意宠物的管理和卫生，避免直接接触宠物的粪便。

男性也应该补充叶酸，有研究表明叶酸是提高精子质量的重要物质，叶酸不足不仅会导致精液浓度及精子活动能力下降，使受孕概率降低，还可能会影响精液中携带的染色体数量出现异常。异常的精子与卵子结合，可能会引起新生儿缺陷，还会增加流产的概率。例如，唐氏综合征，60%的患儿在胎内早期就会流产，存活的也会有明显的智力落后、特殊面容、生长发育障碍和多发畸形等情况。另外，男性在备孕期间要戒烟戒酒，适量补充维生素与矿物质，洗澡水温不宜过高，还要避免泡澡、穿紧身裤等。

二、避免药物影响

（一）抗病毒类药物

临床常用的抗病毒类药物主要有：广谱抗病毒药物利巴韦林、干扰素；抗流感病毒药物奥司他韦等；抗疱疹病毒药物阿昔洛韦、喷昔洛韦、更昔洛韦等；抗乙型肝炎病毒药拉米夫定、阿德福韦、恩替卡韦等。在备孕、妊娠期直至哺乳期结束之前，使用抗病毒类药物都可能对婴儿造成影响。

利巴韦林俗名"病毒唑"，是经常被错用、滥用的抗病毒药物，可分为片剂、分散片、胶囊、颗粒剂、注射剂、气雾剂、滴鼻剂、滴眼剂等10余种剂型。其实，该药品的主要用途是以雾化方式治疗呼吸道合胞病毒引起的重度下呼吸道感染，不适用于治疗普通上呼吸道感染，也就是常说的病毒性感冒。口服方式常与干扰素联合使用以治疗慢性丙型肝炎，也不会推荐给 3 岁以下的幼儿使用。动物实验研究证明，利巴韦林有明显的致突变和胚胎毒性，即使低于人体用量的 1/20 也会导致胎儿先天畸形或死亡。利巴韦林在红细胞内可蓄积数周，少量药物经乳汁排泄，哺乳期妇女在用药期间需暂停哺乳，乳汁也应丢弃。

在使用利巴韦林治疗开始前、治疗期间和停药后的至少 6 个月，无论男女均应避免怀孕，可能怀孕者要采用至少两种的避孕方式进行有效避孕。此外，抗病毒药物干扰素、阿昔洛韦、更昔洛韦等，都应该再三斟酌、权衡利弊之后使用。

（二）治疗痤疮药物

1. 治疗痤疮的常用药物　　痤疮治疗的过程可能会有反复，特别对女性来说，会随着生理周期的变化而时轻时重。轻度痤疮可使用药膏、面膜等进行局部治疗，中、重度痤疮除局部治疗以外，还需配合系统治疗。治疗痤疮的药物有两类：一类是非抗生素类抗菌药，如过氧苯甲酰和壬二酸；另一类是抗角化药，如维 A 酸、异维 A 酸和阿达帕林。治疗时应针对痤疮的不同类型选择合适的药物，还要注意自身是否对药物过敏。

治疗皮脂腺分泌过多的寻常型痤疮，可首选 2.5%～10% 的过氧苯甲酰胺凝胶涂敷患处，每日 1～2 次；轻、中度痤疮可选用 0.025%～0.03% 的维 A 酸乳膏剂或者 0.05% 的维 A 酸凝胶，每日 1～2 次涂搽患处，连续使用 8～12 周为一个疗程。

治疗轻、中度炎症突出的痤疮，可选择维 A 酸和克林霉素磷酸酯凝胶外用治疗。如果被细菌感染，可选用红霉素过氧苯甲酰胺凝胶、克林霉素磷酸酯凝胶或溶液涂敷，每日 1～2 次。若为中、重度痤疮且伴有感染，可以涂敷 0.1% 的阿达帕林凝胶，每日使用 1 次，或每日使用 2 次 5% 的任二酸。

治疗结节及囊肿性痤疮，可以在皮肤科医生的指导下使用口服异维 A 酸类药物。维 A 酸是维生素 A 的代谢中间体，可调节表皮细胞的有丝分裂、促进表皮细胞的更新，使病变皮肤的增生和分化恢复正常，抑制角蛋白合成，防止形成角质栓（黑头）。

2. 口服维 A 酸类药物的注意事项
维 A 酸类药物目前已发展到第三代，第一代包括维 A 酸、全反式维 A 酸、异维 A 酸及维胺酯等；第二代包括阿维 A 酯、阿维 A 等；第三代包括芳香维 A 酸、香维 A 酸乙酯、甲磺基芳香维 A 酸，还有阿达帕林和他扎罗汀等。

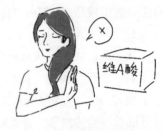

维 A 酸虽与维生素 A 关系密切，但
具有致畸性，不同的维 A 酸类药物对育龄夫妻的避孕要求也有所不同，最短为 3 个月，最长可达 3 年，青年男女在服药前 3 个月、服药期间及服药后 1 年内均应严格避孕；女性患者在服药前和停药后应做妊娠试验，检查是否怀孕。服用异维 A 酸前后 3 个月及服药期间应严格避孕，服用任一剂量，即使只服用一次，都有可能导致严重的出生缺陷，影响胎儿的正常发育。

为了下一代的健康与家庭幸福，国内维 A 酸类口服药品说明书中明确注明了在治疗开始前、治疗期间和停止治疗后必须避孕的时间。

3. 外用维 A 酸类药物的注意事项　　临床上常用维 A 酸乳膏、他扎罗汀的凝胶剂和乳膏剂等外用制剂来治疗痤疮，也用于银屑病的治疗等，这两种外用药物也会有少量经皮肤吸收。虽然还没有直接证据表明外用维A酸会导致胎儿畸形，但普遍认为育龄妇女在用药期间应严禁受孕。

他扎罗汀凝胶说明书的【注意事项】项下明确说明：育龄妇女在开始使用他扎罗汀凝胶治疗前2周内，必须进行血清或尿液妊娠试验，确认没有怀孕后，在下次正常月经周期的第2天或第3天开始治疗。在治疗前、治疗期间和停止治疗后一段时间内，必须采取有效的避孕方法。治疗期间如发生妊娠，应立即与医生联系，共同讨论对胎儿的危险性，以及是否继续妊娠等事宜。

（三）含有朱砂的中成药

生病一定要及时接受治疗，大人健康，孩子才会健康。化学药物未必都不能使用，而中药也未必都安全。中药当中也有一类药物会降低生育能力且有致畸作用，备孕阶段和怀孕期间都应避免服用。这类药物就是含有朱砂的中成药，1年内有备孕计划的人，无论男女都应避免服用。

1. **朱砂的毒性**　　朱砂具有镇静催眠、抗惊厥等作用，《神农本草经》认为朱砂无毒，久服可强身健体，可以"长生不老"，是炼丹术的主要原料。晋代葛洪的《抱朴子·黄白》中记载："朱砂为金，服之升仙者上士也。"随着中医研究的不断深入，唐宋以后逐渐发现了朱砂的毒性，并且随着经验的积累，对朱砂的毒性有了更加清晰的认识。

明代的《本草纲目》中记载："丹砂，《别录》云无毒，岐伯、甄权言有毒，似相矛盾。按《何孟春余冬录》云：丹砂性寒而无毒，入火则热而有毒，物性迅火而变，此说是也。"还有记载说："多服丹砂、乌、附药，晚年发背疽。医悉归罪丹石，服解毒药不效。"《本草从新》记载："独用多用，令人呆闷。"说明中医早已发现了朱砂的毒性。

朱砂的主要成分为硫化汞，含量大于98%，另外含有少量的游离汞和可溶性汞盐。无机汞在肠道细菌的参与下可与含甲基的物质反应生成甲基汞，如肠道中含量较高的甲烷，甲基汞的吸收率可达100%。

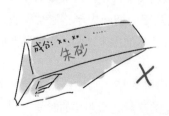

成分：XX、XX ⋯⋯
朱砂
X

禁用含有朱砂的药物

朱砂经胃肠道吸收后在肾脏和肝脏的分布量最高，占总吸收量的 70% 以上，《中药大辞典》中注明："肝肾功能不全者忌用"。另外，动物实验证明朱砂有严重的生殖毒性，怀孕的家兔内服朱砂后，胎盘中的汞含量比肝、肾等脏器高。服用朱砂不仅可使受孕率降低，生育能力下降，还会通过胎盘传递给孕育中的仔兔。

研究表明，汞对雌性和雄性均有生殖毒性。对雌性而言，汞能降低雌性动物的卵巢功能，可导致不孕；汞可透过胎盘在胎体内蓄积，引起胚胎被吸收、死亡或畸形。对雄性而言，汞能降低雄性动物的交配能力，破坏睾丸间质细胞及精母细胞；接触甲基汞的雄性小鼠，对其第二代仔鼠的发育毒性比第一代更明显。

朱砂在体内的排泄速度非常缓慢。动物实验表明，口服朱砂的吸收半衰期为 0.2 小时，血液中含汞量达到峰值的时间为 11 小时，而汞在人体内的消除半衰期则需要 65~70 天，如果要经历 5 个半衰期排出体内 97% 的汞，大约要 1 年的时间。汞进入脑组织的量虽不多，但代谢极为缓慢，半衰期为 240 天，从脑内排出就需要更久的时间，容易形成蓄积而导致中毒，损伤中枢神经，从而对胎儿、婴幼儿的智力、记忆产生不利影响。这就解释了古人说"独用多用，令人呆闷"的意思，也就是变笨了。

2. 使用含有朱砂的中成药　很多中成药都含有朱砂，其中不乏经典且疗效确切的药物，如安宫牛黄丸、牛黄清心丸、柏子养心丸、补肾益脑片、紫雪丹、至宝丹、再造丸、六神丸等。中成药由很多味中药材组成，相互之间容易发生作用而影响朱砂在胃肠道的吸收，但这种影响会增加吸收量还是减少吸收量，目前还缺少有力的相关研究证明。为了减少用药风险，一年内有备孕计划的人，无论男女都应避免服用含有朱砂的中成药。对于其他一般人群，短期、合理地使用这类中成药是不会有影响的，毕竟使用任何药品都有毒副作用，这一点要正确面对。

外用朱砂，其中含有的汞也会被吸收，只是吸收速度的快慢有所差异。一旦怀孕，不良影响会通过胎盘传递给胎儿，对其造成严重伤害。

（四）备孕期的用药注意事项

备孕期如果需要用药，一定要做到以下几个方面：

（1）任何药物都应该在医生或药师的指导下使用。就医时，要对医生说明正在备孕。

（2）可用可不用的药物，则不用。遵从医嘱，尽量缩短用药疗程，及时减量或停药。

（3）必须用药时，尽可能选用对备孕和胎儿没有伤害或影响较小的药物；如果接受治疗必须长期使用某种可能致畸或副作用较大的药物，应咨询医生是否需要停用药物一段时间后再考虑备孕。

（4）切忌滥用药物或听信"偏方、秘方"，以防发生意外，造成终生遗憾。

（5）避免使用非法广告药品或不了解的新药，尤其不要滥用保健食品。

（6）使用药物时，注意包装上的"孕妇慎用、忌用、禁用"等字样，如果有这些字样应及时提醒医生，主动询问在备孕期能否使用。

备孕只是万里长征的第一步，怀胎十月还需经历千辛万苦，吃不下，睡不着，走路都要小心翼翼，更重要的是还得尽量不生病，因为一旦生病，用药就会成为更大的麻烦事儿！

第二节　妊娠期如何用药？

一、药物对胎儿的影响

与保护大脑的血脑屏障一样，女性怀孕后，母体与胎儿之间也会形成一道保护屏障，叫作胎盘屏障。这道屏障壁垒森严，能阻挡自然界中大多数有害物质的侵害。妊娠期间的用药问题首先要从胎盘说起。

胎盘是母体养育胎儿的圆盘状器官，是胎儿与母体进行物质交换（如营养吸收、气体交换、代谢废物转运）的核心结构，由胎儿部分的羊膜和丛密绒毛膜及母体部分的底蜕膜构成。母体和胎儿的血液在这里进行物质交换，但并不相通。当药物的分子量、解离度、脂溶性等符合一定条件或在转运体的参与下，药物就会透过胎盘进入胎儿体内。

药物在胎儿体内的分布情况和母体不同，而是与药物蛋白的结合率、胎盘膜的透过性及胎儿体内各组织屏障的成熟程度等有关。实验证明，许多药物难以通过成年动物的血脑屏障，却很容易透过胎儿和幼小动物的血脑屏障。这是因为胎儿的脑组织在形态学和功能等方面与其他组织相比均尚未成熟，血脑屏障也同样未发育完全，药物更容易进入脑部。例如，吗啡能迅速渗透至胎儿的中枢神经系统并高度蓄积，是孕妇禁用药品；硫喷妥、利多卡因及氯烷等药物在胎儿肝脏中有明显的蓄积性，会严重影响胎儿的发育。发生在 20 世纪 60 年代初期的"反应停事件"，就是妊娠早期妇女为治疗妊娠呕吐，服用沙利度胺后导致数以万计的短肢畸形"海豹儿"降生的严重药害事件。因此，孕妇在选择用药时应格外谨慎，绝不能认为成人使用安全的药物，胎儿就不会受到影响。

据统计，90% 的妇女在妊娠期至少服用过 1 种药物，而其中经过医师或药师指导的仅占 20%。所以在母体必须用药时，为了保证母婴安全，一定要制定合理的给药方案，重视妊娠期母体、胎儿和新生儿的药动学特点及药效学特点，适时适量地用药。

二、妊娠期的生理变化

由于正在孕育新生命，妊娠妇女的心血管、消化、内分泌等系统都会出现各种各样的生理变化，此时药物的吸收、分布、代谢、排泄都可能出现与常人不同的情况。在药物吸收方面，妊娠的早期和中期受到孕激素水平变化的影响，胃酸分泌减少、胃排空延迟、肠蠕动减弱，使口服药物吸收缓慢、达峰时间延长、峰浓度降低。但是，难溶性药物会在肠道内的停留时间延长而提高生物利用度。此外，孕早期呕吐等反应可导致药物吸收减慢、减少；妊娠晚期血流动力学发生改变，还可能影响皮下或肌内注射药物的吸收。

在药物分布方面，妊娠期妇女的血容量会增加 30%～50%，脂肪约增加 25%，增加的血浆多于增加的红细胞，体液总量平均增加 8 000 毫升，使药物的分布容积增大，血药浓度低于非妊娠期。若药物的清除率、剂量维持不变，理论上要达到相同的治疗效果，用药剂量应高于非孕期妇女。尽管妊娠期白蛋白生成的速度加快，但血浆容积增大会造成血浆蛋白的浓度相对变低，且妊娠期较多蛋白结合部位被内分泌激素等物质所占据，使药物蛋白结合率降低、游离型药物增多，药效和不良反应也会相应增强，进而通过胎盘影响胎儿。例如，在妊娠 26～29 周期间服用苯妥英、地塞米松、地西泮等药物，体内的游离药物浓度最高。

在药物代谢方面，妊娠期孕激素浓度的增高会增强肝脏微粒体药物羟化酶的活性，使药物代谢加快，因此有些药物在孕期使用时需增加剂量。

在药物排泄方面，随着心排出量的增加，妊娠期的肾血流量和肾小球滤过率均会相应增加，肾排泄药物原型或代谢产物的速度加快，如使用注射用硫酸镁、地高辛、碳酸锂等药物。研究表明，妊娠期使用氨苄西林、红霉素、庆大霉素等抗菌药物时，为维持有效的抗菌浓度，必须适当增加剂量；妊娠高血压患者的肾功能受到影响时，会使药物排泄减少；妊娠晚期仰卧时肾血流减少，会造成肾排泄药物减慢，药物容易在体内蓄积、半衰期延长，也应对此加以重视。

通过以上介绍，可以看出妊娠期用药与普通时期确实大不相同，但这些变化都是自然的生理现象，人体是可以进行自身调节的，只要科学、合理地用药，就不会有意外发生。

三、妊娠期药物类别的划分方法

妊娠期间，母体和胎儿处于同一环境，母体用药治疗必然影响到胎儿。胚胎及胎儿对药物十分敏感，药物可透过胎盘直接进入胎儿体内而产生不良影响，这可能是药物的直接毒性作用，也可能通过影响胎盘功能或作用于母体而间接影响胎儿。

药物对胎儿的毒性作用不仅表现在各组织器官的形态和结构上，也可能表现在生理功能、生化反应，以及行为和生长发育等方面。除考虑妊娠期用药会发生药物致畸外，也应防止母体在妊娠前已接触过有致畸危险的药物，甚至还要考虑父体用药造成后代致畸的可能性。曾有报道，女性没有使用过药物，但是男性接受过抗癫痫药物治疗，两人所生的后代有缺陷，很可能是苯妥英钠等抗癫痫药物通过精子或精液影响了胚胎的正常发育。

目前已知有近百种临床使用的药物有致畸作用，药物致畸一般发生在孕期的前 3 个月以内。抗肿瘤药、抗病毒药，以及一些抗菌药都可能在不同程度上使 DNA 在复制过程中出错而导致胎儿畸形。表 1 列出了部分具有致畸作用的药物和化学物质。

表1 具有致畸作用的药物和化学物质

药物和化学物质	对胎儿的主要危害
乙醇	发育迟缓，智力低下，心、肾、眼等多器官病变
四环素	损害胎儿骨骼、牙齿，多种先天缺陷
卡那霉素	听力丧失
氯霉素	再生障碍性贫血，灰婴综合征
烷化剂（环磷酰胺、白消安、氮芥等）	多发畸形，发育迟缓
抗代谢药（氟尿嘧啶、巯嘌呤等）	多发畸形，发育迟缓
氧化碳	脑萎缩，智力低下，死胎
香豆素类抗凝血药	中枢神经、面部及骨骼畸形
己烯雌酚	女婴生殖道异常，阴道癌
青霉胺	皮肤弹性组织变性
苯妥英	面部畸形，发育迟缓，智力低下
卡马西平	中枢神经缺陷增加
金刚烷胺	单心室，肺不张，骨骼肌异常
三甲双酮	多发畸形
丙戊酸	发育迟缓，多发畸形
异维 A 酸（内服）	早期流产，多发畸形
沙利度胺	肢体畸形，心、肾等器官缺陷
甲基汞、硫酸汞	头、眼畸形，脑瘫、智力低下等
可的松	腭裂
甲氨蝶呤	脑积水，无脑儿，腭裂

（续表）

药物和化学物质	对胎儿的主要危害
铅	发育迟缓
锂	心血管畸形率增加
多氯化联苯	多器官缺陷

为了有效地指导妊娠期女性选择更为安全的药物，我国根据药物对胎儿的致畸危险性、潜在危害和药物疗效，将药物分为 A、B、C、D、X 5 个类别。当孕妇出现临床必须用药指征时，A 类和 B 类药物可以安全使用；C 类药物在权衡利弊后慎重使用；D 类和 X 类药物应避免在妊娠期使用。

1. A 类　　　经临床对照观察，对胎儿的影响甚微，是最安全的一类，如适量的维生素 A、维生素 B、维生素 C、维生素 D、维生素 E 等。但是，也必须坚持没有明确指征绝不随意使用药品的原则。

2. B 类　　　在动物繁殖实验中未显示致畸作用，较为安全，但在人类妊娠用药的安全性方面缺乏对照研究，或动物繁殖实验显示有副作用，但没有在临床上得到证实。许多临床常用药物都属于这一类，如青霉素、胰岛素等。

3. C 类　　　仅在动物实验中证实有致畸作用或使胚胎死亡，缺乏临床研究资料，如异丙嗪、阿司匹林和异烟肼等。

4. D 类　　　有确切证据表明对胎儿有危害，但对孕妇治疗疾病利大于弊，又没有可以替代的药物，应权衡利弊后使用，如链霉素、苯妥英等。

5. X 类　　　对动物和人类均有明显的致畸作用，其危害性远大于使用价值，禁止在妊娠期使用，如甲氨蝶呤、己烯雌酚等。

以上分类是在常用剂量下评价妊娠期用药得出的结果。当药品的使用剂量出现差异时，如大剂量使用 A 类药时，可能产生 C 类药或 X 类药的危害，前文介绍过的叶酸就是典型案例。另外，该分类系统是分析治疗获益和潜在危险得出的辨证结果，并不反映药物真正的毒性大小，如口服避孕药的毒副作用小，之所以被标记为 X 类，是因为妊娠期间没有必要使用此类药物。

由于医学伦理等问题，很多实验研究无法开展，许多药物对胎儿的影响目前仍然尚不明确。因此，妊娠期用药应当慎之又慎。

四、妊娠期常用药物

1. 抗菌药　　是妊娠期最常用的药物。妊娠期的生理变化往往会影响药物的代谢动力学过程，需要调整用药剂量才能达到足够的药物浓度。

（1）青霉素：属于 B 类药物，孕妇使用较为安全，鉴于妊娠期间药物的肾清除率会随肾小球滤过率的提高而上升，孕妇体内的血药浓度往往偏低，可考虑适当增加剂量。青霉素的缺点是抗菌谱较窄，细菌产生的 β-内酰胺酶可使其失去活性，容易产生耐药性和过敏反应，目前投入使用的半合成、复合青霉素类制剂已从多方面弥补了这些缺点。虽然每一种药物的抗菌谱有所不同，但它们共同的特点是不会对胎儿产生不良影响。此外，可以在妊娠期安全使用的抗菌药还有氨苄西林和第三代、第四代头孢菌素，这些药物的蛋白结合率低，易透过胎盘屏障，也适用于胎儿宫内感染等治疗。

（2）红霉素：是治疗妊娠期支原体感染的主要应用药物，不易通过胎盘屏障，对胎儿没有影响。克林霉素可透过胎盘屏障在胎儿组织内达到治疗浓度，常用于治疗羊水内和分娩后耐药的厌氧菌感染。

（3）氨基糖苷类药物：其中，除庆大霉素属于 C 类以外，其他都属于 D 类药物，可增加胎儿听觉神经损害的发生率。在妊娠各阶段使用链霉素、卡那霉素、阿米卡星、庆大霉素等药物都可导致胎儿先天性耳聋、前庭损伤及肾损伤。

（4）新霉素：可导致胎儿骨骼发育异常、肾和肺小动脉狭窄、先天性白内障及智力障碍等。四环素属于 D 类药物，妊娠早期使用可导致胎儿畸形，妊娠中晚期使用，则会引起胎儿的骨骼及牙釉质发育不全、牙齿变黄等。

（5）喹诺酮类药物：大多属于 C 类药物，可影响软骨发育，妊娠期间禁止使用。

（6）磺胺类与甲氧苄啶：二者均属于叶酸合成抑制剂。如果在妊娠期的最初三个月内使用复方甲基异恶唑，会明显提高出生缺陷的发生率，应禁止使用。

（7）氯霉素：可迅速进入胎盘，影响胎儿骨髓的造血功能，导致灰婴综合征，妊娠期禁用；灰黄霉素可导致连体双胎畸形，除非孕妇具备必要的用药指征，如患有真菌性败血症等危及生命的疾病，切记权衡利弊后再用药。

（8）甲硝唑：可透过胎盘屏障，迅速进入胎儿血液循环，胎盘内的药物浓度约为母体血药浓度的 29%～53%；乳汁中的药物浓度则与母体相当。在单剂量腹膜内给药的动物实验研究中曾出现过死亡现象，但不能确定是否与用药有关。因此，国内甲硝唑的药品说明书中明确规定妊娠期和哺乳期妇女禁用。

2. 降血压药　　其中，除甲基多巴、可乐定等在规定的使用剂量范围内属于 B 类药物以外，其他都属于 C 类或 D 类。

3. 抗心律失常和强心苷药物　　其中，地高辛和普鲁卡因胺较为安全，但要注意适应证，不可随意使用。维拉帕米可能减少子宫的血流量；高浓度利多卡因对新生儿有中枢抑制作用，需谨慎使用。

胺碘酮属于 D 类药物，会影响胎儿的心脏和甲状腺功能，妊娠期最初 3 个月内应避免使用，但可针对接受其他治疗无效而又危及生命的心律失常患者使用。

4. 解热镇痛药　　阿司匹林等非甾体抗炎药都属于 C 类药物，妊娠后期则归为 D 类。尽管阿司匹林在妊娠的最初 3 个月内没有致畸作用，但在妊娠后期，尤其是分娩前应该谨慎使用，可引发过期妊娠、产程延长、产后出血、核黄疸等问题，对乙酰氨基酚则没有这些不良影响。大剂量使用非甾体抗炎药还可能导致胎儿严重出血或死亡。

5. 抗组胺药 其中大多对孕妇及胎儿的影响为 B 类或 C 类，目前仅发现溴苯那敏与致畸有关，但孕妇使用抗组胺药物的安全性尚无定论，一般在妊娠的前 3 个月内禁用。

6. 降血糖药 胰岛素属于 B 类药物，是目前孕妇最常用的降血糖药。甲苯磺丁脲、氯磺丙脲和二胍类均能引起畸形和死胎，孕妇禁用。

7. 止吐药 常用的止吐药氯丙嗪和异丙嗪都属于 C 类药物，需谨慎使用。除非严重的妊娠呕吐，否则应避免使用。

8. 性激素类药物 常引起胎儿的性发育异常，导致男孩生殖器畸形和精液异常等问题。甲睾酮、丙酸睾酮等药物还可到导致唇裂和腭裂。

9. 维生素 是保证胎儿发育和维持母体健康的必备药物，但也要适量补充，不可贪多。过量的维生素 D 可导致胎儿血钙过高、智力发育迟缓；大量服用维生素 K 会引起新生儿的肝损害、高胆红素血症和核黄疸；摄入过量的维生素 A 可导致腭裂、眼部畸形、先天性心脏病等诸多疾病和缺陷；大剂量的维生素 E 会导致胎儿大脑发育异常；过量服用维生素 B_6 还会使胎儿产生维生素 B_6 依赖症。

10. 补铁剂 在妊娠中后期，孕妇和胎儿对铁的需求量均大幅度增加，因此要适量补充铁剂。在购买药品时，应尽量选择易被人体吸收的二价铁，三价铁在体内的吸收率仅为二价铁的 1/3，而且刺激性大，只有转化为二价铁才能被吸收。另外，维生素 C 可以增加铁剂的吸收，两者同服的效果更好。但使用时应检测血液含量，避免过量服用引起中毒反应。妊娠期的前 3 个月一般无须补铁，特别是蔗糖铁，药品说明书中明确规定了妊娠期前 3 个月禁用。

孕妇要注意选择用药种类，并且在医生或药师的指导下调整剂量，必要时可到药学门诊进行咨询，切勿拿自己和胎儿的健康当儿戏。

第三节　哺乳期女性如何用药？

新生命的诞生带来了无尽的喜悦和期待，孩子的健康成长是每个家庭的愿望。母乳喂养可以给婴儿提供理想的营养来源和抵抗疾病的能力。但若是哺乳期的妈妈生病了,用药治疗会给孩子带来怎样的影响?

一、药物的乳汁分布

大多数药物可从乳汁排出,但是在乳汁中的浓度较低,仅为母体摄入量的 1%～2%,且小于婴儿的治疗量,一般不会对婴儿产生不良影响。但是有些药物从乳汁中排泄的较多,就会对哺乳期的婴儿产生较大的影响。

影响药物向乳汁排泄的因素,除了母体和婴儿本身的生理情况以外,脂溶性高、分子量小、血浆蛋白结合率低的药物更容易进入到乳汁当中。少数药物在乳汁中可达到母体血药浓度的 50%,如甲硝唑、异烟肼、磺胺类药物等。由于新生儿的肝脏代谢能力和肾脏排泄能力都未发育完全,由乳汁摄入的药物可因蓄积导致新生儿中毒。

二、哺乳期女性用药

1. 阿片类镇痛药　　可在母乳中检出,但含量极低,不足以对婴儿产生影响。阿司匹林和对乙酰氨基酚在分娩 3 个月以后可以使用。保泰松毒性较大,使用应谨慎。

2. 抗菌药　　大多数抗菌药向乳汁转运较少,毒性很低,但也有例外。例如,氯霉素在乳汁中浓度较高,可能会抑制新生儿骨髓的造血功能,哺乳期应禁用。克林霉素在乳汁中的浓度高于血浆浓度的数倍,可引起婴儿假膜性结肠炎。红霉素、克拉霉素、阿奇霉素等大环内酯内抗生素的半衰期较长,具有耳毒性和心脏毒性,可造成肝损伤,哺乳期妇女应尽量避免使用。异烟肼可大量转运到乳汁中,造成婴儿肝中毒,应禁用。

3. 降血压药　　大多数降血压药在乳汁中含量极低,对婴儿无明显影响。利血平虽然可以进入乳汁,但有研究报道未观察到有害作用。

4. 抗凝血药　　肝素在生理 pH 条件下为高分子黏多糖,不会进入乳汁。华法林可与白蛋白高度结合,不会大量进入乳汁,可安全使用。

5. 镇静催眠药　　地西泮、氯硝西泮、劳拉西泮、奥沙西泮、咪哒唑仑、硝西泮等镇静催眠药可进入乳汁,但浓度极低,婴儿不会受到影响。若为早产儿，由母乳摄入高浓度的药物则可能产生毒性。

6. 避孕药　　进入乳汁中的孕激素和雌激素总量不足母体用量的1%，哺乳期妇女使用低剂量口服避孕药后未发现明显毒性。但服用过高剂量的避孕药可能对婴儿产生影响，有个别病例报告男婴发育为女性型乳房，女婴发生阴道上皮增生。长效避孕药甲地孕酮进入婴儿体内的药量低于母体用量的1%，可以安全使用。

无论对父母，还是对孩子来说，妊娠期和哺乳期都是人生中非常重要的阶段，在感受为人父母喜悦的同时，也切身体会到了此生最大的责任。作为母亲，哺乳期更要注意保持健康，如果生病需要用药治疗，请遵循以下原则：

（1）首先考虑哺乳期女性用药的必要性，可用可不用的药物尽量不用。如果不能证明用药的疗效大于风险时，应尽量避免用药；在症状可耐受时采用对因治疗，避免对症用药。

（2）尽量使用老药，避免使用哺乳期安全性研究资料相对较少的新药。

（3）选择疗效确定、代谢快的药物，减少药物在婴儿体内的蓄积。

（4）尽量使用局部给药剂型。

（5）不使用婴儿禁用的药品。

（6）避免使用对神经系统有害的药品。

（7）尽量减少婴儿摄入的药量。可考虑哺乳后立即用药，并尽可能地推迟哺乳间隔的时间，以保证下次哺乳时血药浓度已降至最低。

（8）注意恢复哺乳的时间。根据药物动力学理论，在最后一次给药达到峰值的5个半衰期后，血药浓度可降至峰值的3%左右，此时血液中仅有微量药物残留，乳药浓度也微乎其微。如果哺乳期妇女用药期间停止哺乳，理论上可在停药 5 个半衰期后恢复哺乳，具体情况还需根据药物本身特点而定，可参照药品说明书中【药代动力学】项下有关半衰期的说明。

第四节　儿童用药需注意什么？

据文献报道，我国儿童不合理用药的比例高达 12%～32%，儿童用药的不良反应发生率约为 12.9%，其中新生儿高达 24.4%。因为用药不当，我国每年约有 3 000 名儿童陷入无声的世界，造成肝肾功能、神经系统等永久性损伤的更是不计其数。

儿童的生理和生化功能在不断发育，身高、体重、体表面积、肝肾、内分泌功能等都处于动态变化中，药动学和药效学特征与成人相比存在着明显差异。传统的儿童用药方案是根据儿童的体重、体表面积或年龄按照成人用药剂量进行折算的，这就忽略了儿童与成人在药物吸收、分布和代谢上的差异，也没有考虑到各个年龄段儿童之间的差别，显然是不合理的。

一、儿童的生理特征

在生理方面，儿童（特别是 3 周岁以内的婴幼儿）的胃容量小、胃酸分泌少、胃液的 pH 较高，3 周岁左右才能接近成人水平。由于胃排空慢、肠蠕动不规则、胆汁分泌功能不完全等因素，使口服药物在胃部的吸收较完全，在十二指肠吸收较少；与成人相比，会增加对遇酸不稳定的药物和弱碱性药物的吸收，对弱酸性药物的吸收则会减少。儿童经皮吸收药物较成人快且多，因此，儿童用药可以选择经皮肤黏膜吸收的剂型，但要注意用法用量和用药禁忌，如使用新霉素治疗烫伤容易发生严重的听力减退。还应注意不要使用禁用药物。

在代谢方面，幼儿期以后体内主要的药物代谢酶系已经发育成熟，加之其肝脏的相对重量约为成人的 2 倍，此时的代谢速率高于成人，如果不注意，就会导致用药剂量不足。但其他酶系和代谢途径尚未完善，用药还需注意，谨防药物在体内蓄积而产生毒性。

在药物排泄方面，新生儿的肾小球滤过率及肾小管的主动分泌功能均低于成人，到婴幼儿期，肾小球滤过率、肾小管分泌能力和肾血流量会迅速增加，在 6～12 个月时接近成人水平，儿童期的肾功能可超过成年人，应注意用药剂量。

二、儿童用药

很多药物会对儿童的健康造成伤害。例如，尼美舒利会严重影响儿童的肝肾功能，12 岁以下儿童禁止使用；美洛昔康不得用于儿童及 15 岁以下青少年，即使成年人使用也需要定期检测肝肾功能。儿童禁止使用或应该谨慎使用的药物非常多，最常见的药品介绍如下：

1. 抗菌药　　儿童使用抗菌药的基本原则与成人相同，治疗前最好了解病原体的性质和对药物的敏感性。大量使用广谱抗生素容易引起消化功能紊乱，应针对敏感细菌选用最有效的抗生素，如果治愈立即停药，避免长期用药及不必要的联合用药。

新生儿的免疫系统尚未发育成熟，初次接触药物的过敏反应发生率较低。但首次发生药物过敏反应通常在幼儿及儿童时期，且情况较严重，必须引起重视。特别是使用青霉素或链霉素时，必须做过敏试验。氨基糖苷类药物、四环素类药物及氯霉素等，可造成新生儿的脑神经损伤、骨骼和牙齿的损害及灰婴综合征；氯霉素还会抑制骨髓的造血功能，导致发生不可逆的儿童再生障碍性贫血。

另外，青霉素主要由肾脏排泄，而新生儿的肾功能和血脑屏障尚未发育完全，青霉素经肾脏排出缓慢，易进入脑脊液和脑组织。因此，使用大剂量青霉素可引起肌肉震颤等中枢神经的刺激症状，甚至发生惊厥。

喹诺酮类药物可能损害儿童的骨关节软骨组织，幼儿及青少年不宜选用。

磺胺类药物在体内与胆红素竞争血浆蛋白的结合位点，新生儿服用后会使游离胆红素浓度升高，进而透过血脑屏障损害脑组织，特别是大脑基底节的神经细胞，从而导致胆红素脑病。因此，新生儿禁用磺胺类药物。

四环素类药物可引起牙釉质发育不良、牙齿着色变黄和骨骼生长抑

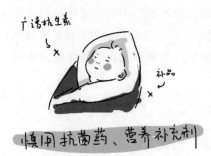

慎用抗菌药、营养补充剂

制，8岁以下儿童禁用。此类药物包括四环素、土霉素、多西环素、米诺环素等。

氟喹诺酮类药物可导致肌腱炎、肌腱断裂、中枢神经系统相关反应、重症肌无力恶化等严重不良反应。这些不良反应可能发生在用药几小时至几周内，而且可能同时发生。常用的此类药物包括诺氟沙星、环丙沙星、氧氟沙星、左氧氟沙星等。

2. 营养补充剂　　维生素和微量元素是儿童生长发育和维持健康的重要物质，但也并非多多益善。滥用或长期过量服用维生素和微量元素同样会产生毒副作用。例如，摄入过量的维生素 A 和维生素 D 会引起中毒。维生素 A 中毒通常由滥用鱼肝油、维生素 AD 胶丸、维生素 AD 注射液等含有维生素 A 的制剂所引起，表现为前囟门隆起、脑膜刺激征等颅内压增高症、皮肤潮红、结膜充血、心跳加快等症状。维生素 D 中毒则表现为衰弱、疲倦、恶心、呕吐、腹泻、便秘、肝大、心动过速、心肌损害，以及多尿、夜尿、蛋白尿等。

钙摄入过多可干扰其他矿物质的吸收，减少锌、铁、铜等元素的吸收，出现食欲不振、贫血、高钙血症，增加肾结石形成的危险，严重者还会出现肾衰、代谢性碱中毒。

3. 解热镇痛药　　发热是儿童最常见的病症之一，原则上，出生 3 个月以内的婴儿慎用解热药。对乙酰氨基酚和布洛芬的疗效确切、副作用小，在儿童解热药中安全性较高。但使用时也应权衡利弊、掌握剂量，避免剂量过大导致大量出汗而引起虚脱。

解热镇痛药之间有交叉过敏反应。举例来说，如果对阿司匹林过敏，使用吲哚美辛、萘普生等药物也可能过敏。在用药过程需密切观察，防止患儿因过敏而危及生命。

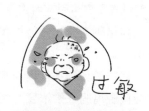

过敏

防止解热镇痛药产生交叉过敏现象

✚ 三、儿童用药的剂型

儿童惧怕用药是常见现象，首先要解决儿童心理抗拒的问题，可以使用糖浆剂、含糖颗粒等口感较好的剂型，并且在保障安全的前提下，选用适合儿童的缓释、控释制剂以减少给药次数，提高用药的顺应性。在选择给药途径时，应根据病情的轻重缓急、用药目的和药物的作用性质等，合理选择口服、注射或直肠给药。

第五节　老年人用药需注意什么？

随着生活水平和医疗保健水平的不断提高，我国人口的平均寿命也在逐渐延长。按照国际划分方式，年龄在 65 岁以上的人称为老年人。

老年人常患多种疾病，多个脏器同时发生病变，且常为慢性病，如高血压、糖尿病等，用药种类也较多。据资料统计，目前有 60% 的老年人存在着用药不合理的现象，由于生理生化功能减退和自稳机制的下降，老年人用药的不良反应发生率明显增高。因此，对老年人的合理用药应给予高度重视。

✚ 一、老年人的生理变化

1. 药物吸收的变化　　老年人的胃肠道活动减弱，胃酸分泌量仅为 20 岁年轻人的 25%～35%，胃内 pH 升高会造成对巴比妥、地高辛等弱酸性药物的吸收减少，对弱碱性药物的吸收增多，也会增加对青霉素等在酸性环境中不稳定药物的吸收。老年人的胃排空速率减慢，导致大多数被动吸收的药物延迟进入小肠、吸收速率降低，进而使血药浓度的达峰时间延迟、峰浓度降低，影响药效的发挥。

葡萄糖、铁、钙、维生素 B_1、维生素 B_6、维生素 B_{12} 及维生素 C 等药物需要借助主动转运载体才能被吸收，而老年人肠道内的主动转运系统功能减弱，会减少这些药物的吸收量。老年人消化道黏膜的吸收面积约减少 30%，肠内的液体量也会相应减少，进而影响氨苄西林、地高辛、甲苯磺丁脲等不易溶解的药物吸收减慢。肠蠕动减慢使药物停留在肠道内的时间延长，虽然有利于大多数药物的吸收，但是发生不良反应的概率也会增大。

2. **药物分布的变化** 老年人的总体液与体重的比例减少15%～20%，细胞外液减少的比例为35%～40%，体内脂肪比例增加25%～40%。因此，水溶性药物的血药浓度会升高；脂溶性药物在脂肪中停留的时间会延长；同时引起血浆蛋白结合率高和游离型药物的浓度升高、药效增强，甚至可能出现毒性反应；对乙酰氨基酚、安替比林、哌替啶等药物的血药浓度也会增加。

3. **药物代谢的变化** 由于肝脏的总重量和血流量下降、肝微粒体酶的活性降低，以及功能健全的肝细胞的数量减少等原因，老年人的药物代谢功能逐渐减弱，对肝清除率高、首过效应明显的药物影响较大，生物利用度显著提高。例如，老年患者口服单剂量的普萘洛尔后，血药浓度明显高于年轻人，长期用药

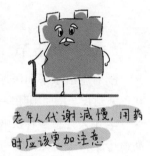

老年人代谢减慢，用药时应该更加注意

时，70岁老年人的稳态血药浓度可达40岁患者的4倍。

4. **药物排泄的变化** 随着年龄的增长，肾脏重量减轻、肾血流量减少、肾小球滤过率和肾小管的主动分泌功能均有所减弱，肌酐清除率也会随之降低，但血清肌酐浓度仍可能处于正常状态。这是因为老年人肌肉有不同程度的萎缩，减少了肌酐的产生，因而可使头孢菌素类药物、四环素类药物、阿司匹林、磺胺类药物、降血糖药、甲氨蝶呤等药物在体内的半衰期延长，用药时应相应地减少剂量。

二、老年人的不合理用药现象

1. **药物选用不当** 选用的药物不对症、对特殊患者没有考虑用药禁忌，或者合用药物时配伍失当等情况，经常发生在患者自我药疗的过程中。因此，生病一定要及时就医。

2. **重复用药** 在不必要的情况下，不恰当地合用多种药物会增加药物的不良反应。相同作用机制的药物，甚至同种药物重复使用的情况时有发生，极易引发严重的不良反应。所以在自我药疗时，一定要仔细阅读说明书，特别是复方制剂，必须注意处方成分。

3. **给药途径选择不当** 很多患者认为静脉滴注等血管内给药途径的疗效快，实则安全隐患很大。如果自主进行胰岛素等注射给药，务必做好清洁和消毒，一定不要马虎大意。

4. **用药剂量不合理** 有些老年患者担心发生不良反应，使用药物时用量不足或疗程不足；也有患者为了追求疗效，加大药物用量或延长用药时间。

5. **无指征用药** 没有明确的用药指征却擅自用药，还美其名曰"预防性用药"，这其实属于药物滥用，如无感染病症时使用抗菌药。常被滥用的药物还有复合维生素、营养药、强壮药、激素、止痛剂、退热剂等。

6. **中药的不合理用药** 常见现象有药证不符、超剂量服药、使用方法不正确等。有些患者迷信中药的安全性，而超疗程或长期服药。例如，很多人认为六味地黄丸可以长期服用，实际上其药性滋腻、易伤脾胃，脾虚便溏者应慎用；还有牛黄解毒片，长期服用可致白细胞减少。

7. **中西药的不合理联用** 中西药联用时，药物的相互作用较为复杂，极易产生不良反应。而且有些药品会"伪装"成中药，处方里却含有较多的化药成分。

三、老年人的用药准则

1. **准确诊断，谨慎选择** 充分表明症状，尽量找出病因，综合辨析，按医嘱服药。老年人用药应尽量简化给药方案，减少药物种类，注意药物间潜在的相互作用，同时避免使用老年人禁用或慎用的药物。用药前必须向医生说明用药史；不滥用滋补药及抗衰老药。

2. **选择给药途径** 给药途径和剂型的选择十分重要。应尽量口服给药，一是简单方便，二是相对安全。另外，老年患者的血管壁较脆弱易破裂，肌肉对药物的吸收能力较差，疼痛较为明显且易形成硬结。因此，除急症、重症外，应尽量减少注射给药。

3. **选择用药时间** 选择合适的用药时间，可以提高疗效且减少毒副作用。例如，降血压药建议在早晨血压上升前半小时服用。

4. **应用合适剂量** 通常老年患者的起始用药量为成人的 3/4；80岁以上老年人的起始用药量为成人的 1/2，再根据临床反应调整剂量，直至达到满意疗效且无不良反应为止。每次增加剂量时，至少要间隔 3 个血浆半衰期。老年人对药物反应的个体差异比其他年龄段的人群更为明显，应根据患者的肝、肾功能情况来决定或调整用药剂量，尤其是服用以原形经肾脏排泄或安全性较差的药物，以及多种药物同时合用的情况。

5. 重视中药的不良反应　　中药并非没有不良反应，使用不当也会造成严重后果。例如，木通、益母草摄入过量会造成肾功能损害；附子、草乌过量使用会造成心律失常；抗风湿中草药对胃肠有刺激等。

第六节　肝肾疾病患者如何用药？

药物进入机体后，肝脏和肾脏是体内药物代谢最重要的两个器官，肝肾功能直接影响着药物使用的安全性。

一、肝病患者用药

肝脏是大部分药物的代谢场所，如果肝脏发生病变，药物的消除速率就会减慢，血药浓度随之升高，但一般情况下不会超过正常血药浓度的 2～3 倍。

如果受体敏感性未增加且肾脏排泄功能正常，多数有效血药浓度范围大的药物在服用后，所增加的血药浓度一般不会引起疗效和不良反应的较大变化，何况正常人之间也可能存在着个体差异。但是，如果使用有效血药浓度范围窄、毒性大或对肝脏有损害的药物，则需要适当调整用药剂量。

肝病患者的临床用药应注意以下几个方面：

（1）禁用或慎用具有肝毒性的药物，避免造成肝功能的进一步损伤。

（2）慎用经肝脏代谢且不良反应较多的药物，尽量使用主要由肾脏消除的药物，此内容可参照药品说明书中【药代动力学】或【注意事项】项下的说明。例如，氟康唑片说明书中注明"由于本品主要从肾排出，因此治疗中需定期检查肾功能。用于肾功能减退患者需减量应用"。

（3）禁用或慎用可能诱发肝性脑病的药物。

（4）禁用或慎用经肝脏代谢转化后才能起效的药物。

（5）应注意减少用药剂量或延长给药间隔，从小剂量开始逐渐加量。如果必须使用有效血药浓度范围窄、毒性大或对肝脏有损害的药物，应进行血药浓度监测及严密的生化监护。

（6）评价应用药物的疗效与风险，假如风险大于疗效则放弃使用。

总之，肝病患者用药应谨慎权衡利弊，结合用药经验和血药浓度监测结果来调整用药和用量，尽量选用不经肝清除且对肝没有毒性的药物。表2是肝病患者应控制使用的药物列表。

表2　肝病患者应控制使用的药物

控制状况	药物	备注
禁用	吗啡、巴比妥类药物、哌替啶、芬太尼、水合氯醛、可待因、氯丙嗪、氯仿、氟烷类药物	尤其是有肝昏迷先兆症状时，如烦躁、不安、躁动时，氟烷类药物有损伤肝功能的潜在危险
	四环素类药物、依托红霉素、利福霉素、两性霉素B、灰黄霉素、新生霉素、异烟肼、对氨基水杨酸、磺胺类药物	损伤肝脏，严重肝病患者禁用，尤其禁用于有胆汁淤积的患者
	对乙酰氨基酚、阿司匹林、氨基比林、吲哚美辛、丝裂霉素、放线菌素D、氟尿嘧啶等	严重肝病患者禁用
慎用	异丙嗪、地西泮、氯氮䓬、红霉素、新霉素（口服）、卡那霉素、庆大霉素、羧苄西林、头孢菌素族	不宜久用，有肝昏迷先兆时禁用，使用时严密观察副作用，有肾功能减退时，应适当减量
	口服降血糖药（甲苯磺丁脲、氯磺丙脲、苯乙双胍）、甲基多巴、双醋酚汀、口服避孕药、乙酰唑胺	有妊娠胆汁淤积史者忌用口服避孕药
	保泰松、甘珀酸钠及其他含钠药物	特别是体液过量者
	噻嗪类利尿药、氯噻酮、呋塞米、依他尼酸钠	特别是脱水患者，宜同时补钾或与留钾利尿剂同服

二、肾病患者用药

当人体患有肾脏疾病时，药物的吸收、分布、代谢、排泄都会受到影响，其中受影响最大的是药物的排泄。经肾脏排泄的药物消除减慢，血浆半衰期延长，药物在体内蓄积，就有可能产生毒性反应。肾脏疾病患者用药时，应该遵循以下原则：

（1）禁用或慎用对肾脏有损害的药物，尽量避免肾功能的进一步损伤。如果必须使用此类药物，应调整剂量并加强临床监护。

具有直接肾毒性的药物包括各种重金属盐、造影剂、头孢噻啶、顺铂、水杨酸盐、氨基糖苷类抗生素、两性霉素B、多黏菌素、碳酸锂、多西环素、甲氧氟烷、对乙酰氨基酚等解热镇痛药。

易引起肾脏免疫性损伤的药物包括肼屈嗪、普鲁卡因、异烟肼、吲哚美辛、青霉素、头孢噻吩、苯唑西林等。

（2）避免选用毒性较大的药物，或长期使用可能产生毒性的药物。当有明确的用药指征时，再选用有效治疗浓度较低或毒性较小的药物。例如，抗生素中可选择红霉素、青霉素、头孢菌素类药物，特别是第三代头孢菌素类药物对肾的毒性最小。应选用半衰期短的药物，尽量避免使用长效制剂。

（3）选用容易判断疗效和毒副反应的药物。例如，降血压药，可通过测定血压来决定用药剂量，且容易判断毒副反应；而神经节阻断药这类毒副作用较为复杂的药物，一般不建议使用。

（4）选用经由肾脏以外的其他途径代谢和排泄的药物。若使用经肾脏消除的药物，应根据肾功能的损害程度调整用药方案。

　　（5）如果必须使用有效血药浓度范围窄、毒性大、代谢产物容易在体内蓄积的药物，或对肾脏有毒性的药物时，应进行血药浓度监测，并根据监测结果来调整用药剂量。

后 记

　　回顾本书，我们围绕药品的识别与安全使用，详细介绍了药品说明书中各项内容的实际意义，药品的真伪与优劣的辨别，影响疗效的关键因素，如何更有效地使用药物，如何避免不良反应和毒副作用，以及中药使用的相关知识等。相信您在阅读后，已经逐渐开始重视科学用药，也掌握了药物使用的基本知识，能够做到更加科学、合理地使用药物。

　　用药的科学准确直接关系到每个人的健康和幸福。正确选择药物是一门学问，而能够合理、准确地用药，不仅能充分发挥药物的疗效，还能最大程度上减小或避免毒副作用，更需要知识与智慧的结合。据红十字会统计，我国每年因医药损害事件导致 40 万人非正常死亡，其中大多数是不安全用药造成的；在我国 180 万听障儿童中，超过 60% 与不合理用药密切相关。看到这些触目惊心的数字，您一定会更为深切地认识到科学用药的重要性。

　　虽然您可能不是医生，不能悬壶济世，也未必会钻研药物科学，但是，无论您身处哪个领域，带给身边的人健康和快乐始终是我们共同的心愿。希望您把本书的理念、观点与知识传递给身边每一个您关爱的人和爱您的人——无论是家人、朋友，还是更多需要帮助的人。

　　希望每个人都能拥有健康、快乐和理想的人生，希望通过您的关爱与分享，带给人们幸福！